古代名家湿热病证

◆医案选评◆

编　　著：浙江省中医药研究院中医文献信息研究所

主　　编：盛增秀　江凌圳

U0308885

中国中医药出版社

·北　京·

图书在版编目（CIP）数据

古代名家湿热病证医案选评 / 盛增秀，江凌圳主编 .—北京：中国中医药出版社，2018.11

ISBN 978－7－5132－5221－8

Ⅰ . ①古… Ⅱ . ①盛… ②江… Ⅲ . ①湿热（中医）—中医治疗法—医案—汇编—中国—古代 Ⅳ . ① R254.2

中国版本图书馆 CIP 数据核字（2018）第 227786 号

中国中医药出版社出版

北京市朝阳区北三环东路 28 号易亨大厦 16 层

邮政编码 100013

传真 010-64405750

山东润声印务有限公司印刷

各地新华书店经销

开本 880×1230 1/32 印张 7 字数 128 千字

2018 年 11 月第 1 版 2018 年 11 月第 1 次印刷

书号 ISBN 978－7－5132－5221－8

定价 35.00 元

网址 www.cptcm.com

社长热线 010-64405720

购书热线 010-89535836

维权打假 010-64405753

微信服务号 zgzyycbs

微商城网址 https://kdt.im/LIdUGr

官方微博 http://e.weibo.com/cptcm

天猫旗舰店网址 https://zgzyycbs.tmall.com

如有印装质量问题请与本社出版部联系（010-64405510）

古代名家湿热病证
医案选评

编　　著：浙江省中医药研究院中医文献信息研究所

主　　编：盛增秀　江凌圳

副 主 编：王　英　竹剑平　余丹凤

编　　委：（按姓氏笔画排序）

王　英　王子川　王文绒　竹剑平

庄爱文　江凌圳　安　欢　孙舒雯

李　健　李延华　李荣群　李晓寅

余丹凤　高晶晶　盛增秀　虞江梁

学术秘书：庄爱文

内容提要

湿热病证临床最为常见，本书从古代名家众多医案中，选择典型湿热病证医案170余则，结合编者的学习心得和临床经验，精心予以评议，旨在阐发其精华，吸取其理法方药运用的经验，具有传承弘扬并举，内容丰富多彩，学术研讨深刻和切合临床实用的特点，为当今医疗、教学和科研提供一部实用的精品之作，适合广大中医和中西医结合人员、中医院校师生及中医业余爱好者阅读。

前 言

湿热病证是由湿热病邪所引起的诸多病证的总称，在外感疾病和内伤杂病中均可见之。朱丹溪尝谓："六气之中，湿热为患，十之八九。"叶天士也说："吾吴湿邪害人最广。"足见其发病之广，为害之大。更值得指出的是，现代自然环境和人们生活条件的改变，湿热病证的发生率已有上升趋势，如工业废气排放污染空气，导致全球气候变暖；生活和工作场所普遍使用空调，使人汗液排泄不畅，热郁体内；以及不良的饮食习惯，如嗜食肥甘、酒酪、炙煿之物等，均易发生湿热病证。因此加强对湿热病证的研究，从防治常见病、多发病，保障人类健康来说，意义是十分重大的。

在浩瀚的中医古籍中，对湿热病证的论述堪称丰富多彩，尤其在古代名家医案中，有关湿热病证的医案不可胜计，其中蕴藏着大量诊治湿热病证的宝贵经验，值得传承与弘扬。有鉴于此，我们从古代名家众多医案中，选择湿热病证典型案例170余则，结合我们的学习心得和临床体会，精当地予以评议，旨在阐发其精华，吸取其理法方药运用的经验，为当今医疗、教学和科研提供一部富有学术和应用价值的精品之作。兹将本书的体例和编写中的一些问题，分述如次：

一、每则医案的标题为编者所加，系针对该案的病种、病因、病机和治法等，加以提炼而成，意在提挈其要领，突出其特色，起到提示作用。

二、每案先录原文，并标明出处。根据编者的学习心得，结合临床体会，对该案进行评议，务求评析精当，着力阐发辨证论治要点和处方用药的特色，辨异同，明常变，有分析，有归纳，使人一目了然，从中得到启迪。

三、所辑医案原则上按该医案出处的成书年代先后排序。

四、对少数难读难解的字和词予以注释。注音标出该字的拼音，如僭（jiàn）等，解释力求准确妥帖，文字简洁明了，避免烦琐稽考和引证，一般只注首见处，复出者不再注。

五、古案中有些药物如犀角、金汁等现已禁用或不用，读者可酌情寻求代用品，灵活地予以变通为是。

六、由于所辑医案时代跨度较大，其作者生活的地域亦不相同，因此对于同一药物，称谓不甚统一，为保存古书原貌，不便用现代规范的药名律齐。

七、文末附编者近年所撰论文2篇，主要内容为学习和应用中医湿热病证理论和诊治经验，希冀帮助读者加深对本书的理解。同时还附上本书引用书目及其版本。

需要说明的是，书中有少数暑湿、暑温、伏暑医案，原因是暑为热邪，“暑多夹湿”，故上列三种暑病，凡其临床表现和治疗方法与湿热病证雷同者，特予辑录。

诚然，编者在编撰本书时花了不少精力，力求保证书稿的质量，但限于水平，书中如存有不足之处，敬请读者指正。

盛增秀

2018年8月

目 录

湿热宿谷相搏发黄治案 ……001
湿热旺盛遍身发黄大下而愈案 ……001
湿热黄疸本虚标实治案 ……002
脾伤湿热谷疸治案 ……004
湿热阻滞肢节肿痛治案 ……006
太阳经湿热肢节肿痛治案 ……006
体肥湿热致眩晕麻木治案 ……006
湿热证误服辛散药致气血俱衰治案 ……007
清肃中焦治湿热夹痰案 ……008
湿热痰火为寒所闭致骨节肿痛治案 ……009
湿热痰火致痹治案 ……010
湿热发黄治案 ……011
酒疸湿热治案 ……012
解表清热利湿治湿热疫验案 ……013
湿热上蒙神窍治案 ……013
六味地黄汤加减治肾间湿热案 ……014
湿热乘阴虚而致痹证治案 ……014
湿热发黄上逆下注治案 ……015
脾虚湿热致舌本强硬治案 ……015
肠胃湿痰壅滞治案 ……016
湿热泄泻因补致黄治案 ……017
肥人嗜酒中风责之于湿热治案 ……017

湿热熏蒸犯肺为嗽治案 ……018
湿热弥漫三焦蒙蔽神窍治案 ……018
宣肺运中渗利分消湿热案 ……019
湿阻上焦肺不肃降治案 ……019
轻开肺气治湿热阻塞气分案 ……020
上中湿热治案 ……021
湿热内伏致目黄自利治案 ……021
湿温阻于肺卫治案 ……022
湿温夹毒邪为患治案 ……022
湿热秽气阻窍治案 ……023
湿热秽邪蒙蔽神窍治案 ……023
湿热伤胃津治案 ……024
湿温邪入心包治案 ……024
湿热阻滞中焦气机治案 ……025
丹溪小温中丸治湿热浮肿案 ……025
秽暑内着而成湿热证治案 ……026
湿热内停治以祛湿清热案 ……026
湿热阻于气分治案 ……027
湿热久留气分热退复热治案 ……027
湿邪弥漫三焦治案 ……028
湿热阻滞厥阴阳明而致痞块治案 ……028
湿热邪入心营治案 ……029
湿热夹痰浊蒙蔽心窍治案 ……030
上焦暑湿从肺论治案 ……030
分消法治暑湿热气弥漫三焦案 ……031
湿热痹证治案 ……032
宣透气分轻清开泄治白瘖案 ……032
湿热入经络为痹治案 ……033

湿热留着四肢痹痛治案 ……………………………………033
湿热发黄聚痰生疮治案 ……………………………………034
肿胀湿热布散三焦治案 ……………………………………034
内外因交混致黄疸治案 ……………………………………035
长夏湿热着于气分治案 ……………………………………036
秽浊不正之气扰中治案 ……………………………………036
湿热痹证用轻清渗湿治案 …………………………………037
湿温余湿未尽治案 …………………………………………037
湿热所致腰胁痛治案 ………………………………………038
时疫湿温治案 ………………………………………………039
甘凉生津法治湿热化燥伤津案 ……………………………039
酒客湿热熏蒸致肿胀治案 …………………………………040
巧用单方圣术煎治湿热证案 ………………………………040
治肠胃湿热夹积治案 ………………………………………041
张路玉治湿热伤脾胃案 ……………………………………042
肿胀用清利湿热法治案 ……………………………………042
湿热着于脾胃治案 …………………………………………043
暑湿内蒸脾胃受伤治案 ……………………………………043
湿郁气分发白痦治案 ………………………………………044
暑湿郁蒸气分治案 …………………………………………044
湿热困顿脾胃治案 …………………………………………044
湿热郁滞上中焦治案 ………………………………………045
酒客外湿与内湿相并治案 …………………………………045
湿热客气内伏治案 …………………………………………046
劳倦内伤更感湿热治案 ……………………………………046
湿邪初犯阳明之表治案 ……………………………………047
辛香开泄治气分湿热案 ……………………………………047
湿温上阻肺气治案 …………………………………………048

开提气分治湿阻上焦案 ……048
脾湿胃热相合为病治案 ……048
分利法治湿热流注下焦案 ……049
湿热侵入心营治案 ……049
清暑益气汤治湿热伤中案 ……050
湿热阻于募原治案 ……051
湿热黄疸余邪未清治案 ……051
湿热痢治案 ……052
湿热伤阴内风扇动治案 ……052
轻清宣通上焦气分治湿热余邪案 ……053
栀子豉汤涌泄法治湿热将蒙心包案 ……053
白虎加苍术汤治湿热案 ……054
湿热客于气营之交治案 ……054
湿热弥漫上焦蒙蔽清阳治案 ……055
湿温邪侵心包治案 ……055
苦辛寒法治湿热黄疸案 ……056
阴虚湿热治案 ……057
湿温不宜用发散取汗例案 ……057
素质阴亏湿热下积发为腨肿治案 ……058
湿温邪入心营治案 ……060
湿热痰火致类中治案 ……063
阳水湿热实证治案 ……063
伏邪湿热内蕴太阴阳明治案 ……064
分泄三焦治湿温案 ……065
宣通三焦法治暑湿误用阴柔致喘满案 ……066
苦辛寒法治湿热黄疸案 ……067
湿热兼浊湿病情深重治案 ……068
湿温传变药随证转治案 ……070

伏暑内发新凉外加治案 ……073
伏暑治案 ……076
湿热滞于中上焦治案 ……077
分利湿热治案 ……078
湿热弥漫三焦治用透解案 ……079
透湿于热治湿甚于热案 ……079
湿热疫早投滋腻致邪热深陷入营治案 ……080
湿热疫用分消走泄使湿热分离得安案 ……081
湿热致疫二则验案 ……082
清养阳明湿热余邪未尽案 ……083
阳明实热用清下法得愈案 ……084
湿热气营两燔验案 ……085
湿热下流致囊肿验案 ……085
湿热下注致肛翻患痔验案 ……086
肿胀湿热互结治案 ……087
湿热疸证留邪目黄饮以乌龙茶案 ……087
脾有湿热腹肿囊肿治案 ……088
湿温邪扰阳明内陷心包治案 ……088
湿热下注肿自足跗起治案 ……089
芳香化浊法治霉湿时病案 ……089
湿温化燥攻下得愈案 ……090
湿热郁蒸将成黄疸治案 ……090
湿温阳明实结食复再愈验案 ……091
湿阻阳不敷布恶寒治案 ……093
轻宣肺气治湿热未清案 ……093
湿热横溢肌肤肿胀验案 ……094
湿热复夹浊积治案 ……095
湿热伤阴虚火上炎治案 ……096

湿热黄疸复感邪成疟治案 ……097
真热假寒治案 ……098
治病宜察气候方宜案 ……099
湿遏热郁痰浊蒙蔽神窍治案 ……100
大剂鲜石斛治湿温伤阴案 ……101
湿热发黄清利案 ……101
湿热闭肺水肿验案 ……102
湿温病心包受扰在即治案 ……103
湿热蕴蒸上中焦治案 ……103
风湿热痹证治案 ……104
风邪湿热壅肺气阻致身肿治案 ……104
湿热盘踞肢体浮肿治案 ……105
胃府湿热积滞治案 ……105
瘀血湿热纠结为黄谨防鼓胀案 ……106
湿热内蕴实而误补治案 ……107
表里双解治湿温病案 ……108
阴虚阳亢夹湿热夜寐不酣治案 ……108
分消走泄法治湿热充斥三焦案 ……109
湿热熏蒸包络治案 ……109
湿温病愈后食复治案 ……110
湿温误用滋腻救弊案 ……111
湿热氤氲发为白痦治案 ……111
集清热利湿涤痰养阴息风于一方治湿温纠缠案 ……113
湿温伏邪留恋气分治案 ……114
宣表通里治湿热困顿三焦案 ……115
暑湿阻滞中阳治案 ……116
风温夹湿伤于手足太阴治案 ……117
麻黄连翘赤小豆汤加减治外有表邪湿热郁蒸发黄案 ……118

湿热下注大肠致滞下治案 ……119
三仁汤加味治湿温案 ……119
湿热弥漫上中下三焦治案 ……120
内外分消法治三焦湿热案 ……120
藿朴夏苓汤合平胃散化裁治暑湿伤脾案 ……121
茵陈胃苓汤治湿热黄疸案 ……121
暑病湿轻热重治案 ……122
清利三焦兼透解法治暑温夹湿案 ……122
湿热下注致淋浊治案 ……123
风温夹湿重证治案 ……123
三仁汤加味治风寒外袭湿食内滞案 ……124

附录

湿热病证辨治钩玄 ……125
湿热致疫说 ……142

主要引用书目 ……147

湿热宿谷相搏发黄治案

五月避地维扬，东面里沙中一豪子，病伤寒八九日，身体洞黄，鼻目皆痛，两髆及项、头、腰皆强急，大便涩，小便如金。予诊曰：脉紧且数，其病脾先受湿，暑热蕴蓄于足太阴之经，宿谷相搏，郁蒸而不得泄，故使头面有汗，项以下无之。若鼻中气冷，寸口近掌无脉则死。今脉与证相应，以茵陈汤调五苓散与之，数日差。（《伤寒九十论》）

【评议】《诸病源候论·黄病候》云："寒湿在表，则热蓄于脾胃，腠理不开，瘀热与宿谷相搏，烦郁不得消，则大小不通，故身体面目皆变黄色。"本案伤寒发黄，表有寒则见脉紧，两髆及项、头、腰皆强急，寒主收引也；里有热则见脉数，湿热与宿谷瘀滞中焦，二便不通，故郁蒸而发黄。方用茵陈蒿汤与五苓散，俱出仲景《伤寒论》，本书著者许叔微亦收于《普济本事方》中。茵陈蒿汤（茵陈、栀子、大黄）原文谓"治胃中有热、有湿、有宿谷，相抟发黄"，为里证正治；调五苓散（猪苓、泽泻、白术、茯苓、桂）"治伤寒温热病表里未解"，"汗出即愈"，为兼顾表证。两方合用，药证相对，故数日得瘥。

湿热旺盛遍身发黄大下而愈案

安喜赵君玉为掾省日，遍身发黄，往问医者。医云：君乃阳明证。公等与麻知几，皆受训于张戴人，是商议吃大黄者，难与论病。君玉不悦，归。自揣无别病，乃取三花神祐丸八十粒，服之不动。君玉乃悟曰：予之湿热盛矣，此药尚不动。以舟车丸、浚川散作剂，大下一斗，粪多结者，一夕黄退。君玉由此益信戴人之言。（《儒门事亲》）

【评议】此案为子和弟子赵君玉患黄，依师法自治而愈，原无需多言，但观案中其他医者的态度，不禁让人想起子和“高技常孤”“群言难正”之慨，心生叹息。医之术，性命所系，正如其言“补者，人所喜；攻者，人所恶。医者，与其逆病人之心而不见用，不若顺病人之心而获利”，更何况“庸工之治病，纯补其虚，不敢治其实，举世皆曰平稳，误人而不见其迹”，病人“虽死而亦不知觉”。当今之世，中医开太平方度日者甚多，子和之术不传久矣。曾有人毁子和医杀数人，遂辞太医之职私遁而去。若其术果真杀人，偶中或可，必不能一验再验，而使众弟子敬信有加，常伴左右。

湿热黄疸本虚标实治案

戊申六月初，枢判白文举，年六十二，素有脾胃虚损病，目疾时作，身面目睛俱黄，小便或黄或白，大便不调，饮食减少，气短上气，怠惰嗜卧，四肢不收。至六月中，目疾复作，医以泻肝散下数行，而前疾增剧。予谓大黄、牵牛，虽除湿热，而不能走经络，下咽，不入肝经，先入胃中。大黄苦寒，重虚其胃，牵牛其味至辛，能泻气，重虚肺本，嗽大作，盖标实不去，本虚愈甚。加之适当暑雨之际，素有黄症之人，所以增剧也。此当于脾胃肺之本脏，泻外经中之湿热，制清神益气汤主之而愈。

◇清神益气汤◇

茯苓 升麻以上各二分 泽泻 苍术 防风以上各三分 生姜五分

此药能走经，除湿热而不守，故不泻本脏，补肺与脾胃，本中气之虚弱。

青皮一分 橘皮 生甘草 白芍药 白术以上各二分 人参五分

此药皆能守本而不走经，不走经者，不滋经络中邪，守者能补脏之元气。

黄柏一分 麦门冬 人参以上各二分 五味子三分

此药去时令浮热湿蒸。

上件锉如麻豆大，都作一服，水二盏，煎至一盏，去渣，稍热，空心服。

火炽之极，金伏之际，而寒水绝体，于此时也。故急救之以生脉散，除其湿热，以恶其太甚。肺欲收，心苦缓，皆酸以收之，心火盛，则甘以泻之，故人参之甘，佐以五味子之酸，孙思邈云：夏月常服五味子，以补五脏气是也。麦门冬之微苦寒，能滋水之源于金之位，而清肃肺气，又能除火刑金之嗽，而敛其痰邪。复微加黄柏之苦寒，以为守位，滋水之流，以镇坠其浮气，而除两足之痿弱也。（《脾胃论》）

【评议】农历六月，时当长夏，湿热蒸炽，其人又素有脾胃虚损，内外交迫，病发疸症，身目俱黄。热伤气，湿困形，故见气短、食少、怠惰嗜卧、四肢不收。又以目疾，服峻下药，重伤元气，不但前疾增剧，再添嗽作，乃天暑火热刑伤肺金。治用“清神益气汤”，李东垣立此方以三步，层层迭进。首先，除湿热之标实而不伤正，用淡药渗之，茯苓、泽泻也，风药行之，升麻、苍术、防风、生姜也；继以补脾胃之本虚、消纳呆，用补药益之，人参、白术、白芍、甘草也，辛药动之，青皮、陈皮也；最后，顾时令而救急，用生脉散，滋水之源，除火刑金，微加黄柏，镇坠浮热湿蒸，丝丝入扣，法度森严。本方当与东垣另外两首名方“补中益气汤”和“清暑益气汤”相参见，“补中益气汤”功专补脾胃，重加黄芪，“清暑益气汤”则在此基础上加用除湿热、顾时令之药，立方旨意与本方极为相似，但用药稍有别耳。

脾伤湿热谷疸治案

完颜正卿丙寅二月间，因官事劳役，饮食不节，心火乘脾，脾气虚弱，又以恚怒，气逆伤肝，心下痞满，四肢困倦，身体麻木。次传身目俱黄，微见青色，颜黑，心神烦乱，怔忡不安，兀兀欲吐，口生恶味，饮食迟化，时下完谷，小便癃闭而赤黑，辰巳间发热，日暮则止，至四月尤盛。其子以危急求予治之，具说其事。诊其脉浮而缓，《金匮要略》云：寸口脉浮为风，缓为痹，痹非中风。四肢苦烦，脾色必黄，瘀热以行。趺阳脉紧为伤脾，风寒相搏，食谷则眩，谷气不消，胃中苦浊，浊气下流，小便不通，阴被其寒，热流膀胱，身体尽黄，名曰谷疸。宜茯苓栀子茵陈汤主之。

◇茯苓栀子茵陈汤◇

茵陈叶一钱 茯苓去皮，五分 栀子仁 苍术去皮，炒 白术各三钱 黄芩生，六分 黄连去须 枳实麸炒 猪苓去皮 泽泻 陈皮 汉防己各二分 青皮去白，一分上十三味㕮咀，作一服，用长流水三盏，煎至一盏，去渣，温服，食前。一服减半，二服良愈。

《内经》云：热淫于内，治以咸寒，佐以苦甘。又湿化于火，热反胜之，治以苦寒，以苦泄之，以淡渗之。以栀子、茵陈苦寒，能泻湿热而退其黄，故以为君。《难经》云：井主心下满。以黄连、枳实苦寒，泄心下痞满；肺主气，今热伤其气，故身体麻木，以黄芩苦寒，泻火补气，故以为臣。二术苦甘温，青皮苦辛温，能除胃中湿热，泄其壅滞，养其正气。汉防己苦寒，能去十二经留湿，泽泻咸平，茯苓、猪苓甘平，导膀胱中湿热，利小便而去癃闭也。（《卫生宝鉴》）

【评议】本案先由饮食劳倦，损伤脾胃，又以恚怒伤肝，肝气横逆，再犯脾胃，故见心下痞满，《难经》所谓“井主心下满”，“井”即指厥阴肝木为病；四肢困倦，身体麻木，俱为脾胃气虚之象；又有心火扰神，故见心神烦乱，怔忡不安；脾胃虚弱，纳谷不消，水湿不运，终致湿久化火，瘀热以行，发为谷疸，身目俱黄。《金匮要略》为方书之祖，所载方论，后世常奉为临证治病之圭臬，本案不但引其原文，“茯苓栀子茵陈汤”方中之君药茵陈、栀子，即取于“黄疸病脉证并治第十五”篇中谷疸所用的“茵陈蒿汤”。全方以茵陈、栀子、黄连、黄芩泄热，茯苓、猪苓、泽泻、防己渗湿，苍术、白术补脾胃，青皮、枳实消谷气，看似多用苦寒药，其实不然。《卫生宝鉴》著者罗天益，为“补土派”李东垣的关门弟子，深得其师真传，贯彻“内伤脾胃，百病由生”之旨，始终以顾护脾胃为本，苦寒之药虽多，剂量却小，补脾胃之药虽少，剂量则重，用“茵陈蒿汤”，又去掉其中的大黄，足见其中深意！

湿热阻滞肢节肿痛治案

一男子肢节肿痛，脉迟而数。此湿热之证，以荆防败毒散加麻黄，二剂痛减半；以槟榔败毒散，四剂肿亦消；更以四物汤加二术、牛膝、木瓜，数剂而愈。（《外科发挥》）

太阳经湿热肢节肿痛治案

一妇人肢节肿痛，胫足尤甚，时或自汗，或头痛。此太阳经湿热所致，用麻黄左经汤，二剂而愈。（《外科发挥》）

【评议】以上二例均为湿热痹证，用方似欠妥当。对湿热痹证的治法，后世医家在朱丹溪二妙散（苍术、黄柏）的基础上，演化而成三妙丸（苍术、黄柏、牛膝）、四妙丸（苍术、黄柏、牛膝、薏苡仁），对湿热流注下焦而致的腿膝肿痛颇为对证。又《温病条辨》之宣痹汤（防己、杏仁、滑石、栀子、半夏、连翘、蚕沙、赤小豆皮、薏苡仁）治湿热痹证效果尤著，值得参考。

体肥湿热致眩晕麻木治案

一妇人体肥胖，头目眩晕，肢体麻木，腿足痿软，自汗身重，其脉滑数，按之沉缓。此湿热乘虚也，用清燥、羌活二汤渐愈，更佐以加味逍遥散痊愈。（《校注妇人良方》）

【评议】肥人多痰湿，阻于中焦，清阳不升则作头目眩晕；

阻滞经络则发为肢体麻木；湿郁化热，是以脉象滑数。故以清燥汤、羌活汤清利湿热，祛痰通络，升清降浊。盖“妇人以肝为先天”，遂佐以加味逍遥散，清肝健脾，养血和营，调理而愈。

湿热证误服辛散药致气血俱衰治案

一少年素湿热，又新婚而劳倦，胸膈不快，觉有冷饮，脉涩大，因多服辛温大散药，血气俱衰。以苍术、白术、半夏、陈皮各五钱，白芍六钱，龟板七钱半，柏皮、甘草各一钱半，黄芩三钱，宿砂一钱，炊饼丸服，愈。（《名医类案》）

【评议】“胸膈不快”，似指胸膈痞闷不舒，此乃湿热病证的常见症状之一，吴鞠通《温病条辨·湿温》三仁汤证就有“胸闷”的记述。案谓“因多服辛温大散药，血气俱衰”。查考有关文献，《温病条辨》治疗湿温，曾提出“三禁”之说，禁汗即是其一，尝谓“湿为阴邪……其性氤氲黏腻，非若寒邪之一汗而解，温热之一凉即退”，并告诫“汗之则神昏耳聋，甚则目瞑不欲言”，本例误汗，虽未至此，但已导致“血气俱衰”的后果。究竟湿热病证可否发汗？前贤对此亦早有明训，如薛生白明确指出：“温病发汗，昔贤有禁。此不微汗之，病必不除。盖既有不可汗之大戒，复有得汗始解之治法，临证者当知所变通矣。”《金匮要略心典》也说：“故欲湿之去者……此发其汗，但微微似出之旨欤。”盖“微汗”二字，大有深意，提示湿热病应用汗法，当取微汗为宜。由此可见，湿热病初起，邪在肌表，汗法在所必需，只不过是禁用辛温大发其汗。至于具体用药，当结合湿热合邪的特性，宜于轻清透达、芳香宣化之品，如藿香、佩兰、薄荷、牛蒡、芦根、苍术皮、大豆卷、竹叶等是。否则，当汗不汗，坐失良机，变证丛生。这是我们对湿热病应用汗法的认识。

至于本例后续治法，用二术、半夏、陈皮、缩砂运脾化湿；柏皮、黄芩苦寒清热；白芍、龟板滋养阴液，为救阴而设。

清肃中焦治湿热夹痰案

周凤亭公，年五十有八。正月肠风下血，又饮食过伤，大吐。而朱友以枸杞地黄膏一斤进之。不知此公肝气素盛，中焦原有痰积，且多思伤脾，又值卯木正旺之月，投以地黄、枸杞，适以滋其湿而益滞其痰耳。由是饮食减少，肌肉日消，腹中痞滞。又吴友以归脾汤进之。讵知湿热未除，先用温补，是以油扑火，势成燎原。以致大便燥结，口干舌燥。据巳午未三时，中焦蒸蒸发热，烦闷，酉时而退。此皆湿热壅滞于脾无疑矣。且面色黄中带黑，下午足面有浮气，皆是湿势伤脾之征。法宜清肃中焦，彻去湿热，则饮食自加，而新痰不生，宿痰磨去，庶五谷精华不生痰而生血矣。血充则精神长，而肌肉可复，且秋来无疟痢之患。公曰：清肃中焦，当用何剂？予曰：二陈汤加薏苡仁、酒炒白芍药、麦芽以养脾而消痰，以枳实、黄连泄痞而去热，以青蒿分利阴阳而消其黄，葛根升引清阳之气，使肌热清，而口渴可止矣，当服十剂。公曰：先生之方善，但枳实、黄连恐体虚者不足以当之。予曰：惟此二味，适可以去公之病根，舍是则不效。缘中焦有余之疾，非此不能去，亦非它药所能代。公半信半疑，服四剂而诸疾皆愈。公遽中止，不复服完。至七日尽，果发疟疾，而以木香槟榔丸下去稠积甚多，乃追悔予言，而延之诊。予教以前方仍服十剂，夜以丹溪保和丸调理，则永无疟痢之患矣。（《孙文垣医案》）

【评议】湿热夹痰蕴积中焦，前医先误用滋腻之剂，“适以滋其湿而益滞其痰”，继则又误投温剂之品，不啻“以油扑火，势成燎原”，以致变证蜂起。当此之时，孙氏改用“清肃中焦”之法，彻去湿热，祛除痰积，药虽平淡无奇，却中鹄的，故病情迅获转机，终至痊愈。至于案中谓枳实、黄连两药，“中焦有余之疾，非此不能去，亦非它药所能代”，当是孙氏的经验所得，可备一格。

湿热痰火为寒所闭致骨节肿痛治案

参军程方塘翁，年六十四，向以殈胤[①]，服温补下元药太多，冬月下体着单裤，立溪边督工，受寒，致筋骨疼痛，肩井、缺盆、脚、膝、跟、踝、手肘、掌后及骨节动处，皆红肿而痛，卧床褥三年。吴中溪视为虚而用虎潜丸。吴渤海视为寒而用大附子、肉桂、鹿茸。徐东皋认为湿。周皜认为血虚。张甲认为风。李乙认为历节。百治不瘳，腿间大肉尽消，惟各骨节处肿大而疼。予适在程道吾宅，乃逆予诊之。其脉弦涩有力，知其为湿热痰火，被寒气凝滞，固涩经络也。节为药剂不对，故病日加。所取者目中精神尚在，胃气仍未全损。但小水解下以瓦盆盛之，少顷则澄结为砂，色红而浊，两膝下及脚指皆生大疮，疮靥如靴钉状，此皆平昔服温补春方所致。病虽久，年虽高，犹为有余之疾，不可因高年疾痼弃不治也。乃特为先驱逐经络中凝滞，然后健脾消痰，俾新痰不生，气血日长，最后以补剂收功，斯得矣。翁生平好补畏攻，故进门者皆务迎合，予独反之。以新取威灵仙

① 殈（xù）胤：殈，通“恤”，对别人表同情，怜悯。胤，后嗣。

一斤，装新竹筒中，入烧酒二斤，塞筒口，刮去筒外青皮，重汤煮三炷官香为度，取出威灵仙晒干为末，用竹沥打糊为丸，梧桐子大，每早晚酒送下一钱，一日服二次。五日后大便泻出稠黏痰积半桶，肿痛消去大半。改以人参、石斛、苍术、黄柏、苡仁、苍耳子、牛膝、乌药叶、龟版、红花、犀角屑、木通，煎服二十帖。又用前末药服三日，又下痰积如前之半。仍以前煎药服半月，又将末药服三日，腹中痰渐少，乃为制丸药，以虎骨、晚蚕沙、苍术、黄柏、丹参、杜牛膝茎叶、苡仁、红花、五加皮、苍耳子、龟版，打酒，面糊为丸，梧桐子大，每空心白汤送下七八十丸外，以丹溪保和丸食后服半年痊愈。腿肉复完，步履如故。（《孙文垣医案》）

【评议】本案中威灵仙之制服法，堪称治痹证简便廉验的单方，值得效法。嗣后两方中，均寓四妙丸（苍术、黄柏、牛膝、薏苡仁）。是方以黄柏为君药，取其寒以胜热，苦以燥湿，且善除下焦之湿热。苍术、薏苡仁健脾燥湿除痹，共为臣药。牛膝活血通经络，补肝肾，强筋骨，且引药直达下焦，为佐药。合之，共奏清热利湿之功，为治下焦湿热痹证之良方。

湿热痰火致痹治案

宫詹吴少溪先生，有酒积，常患胃脘疼，近右腰眼足跟肢节皆痛。予谓此皆由湿热伤筋，脾肺痰火所致，法宜清肃中宫，消痰去湿，俾经络流通，筋骨自不疼矣。切不可作风痛而用风剂。公极然之。用二陈汤加威灵仙、苍术、黄柏、五加皮、枳实、葛根、山栀子进之，肢节痛减，改用清气化痰丸加瓦楞子、苍术、枳实、姜黄，用竹沥、神曲打糊为丸，调理而安。（《孙文垣医

案》）

【评议】本例系湿热痰火致痹案，故以二陈汤合二妙散（苍术、黄柏）化痰清热祛湿为主方，随证加减，调理而安。值得一提的是，孙一奎氏治疗痹证多用二陈汤化痰祛湿，这在其医案中多有体现，值得关注。

湿热发黄治案

歙邑吴遂兄，木商也，在吴兴。年七十，因冒雨劳力汗出，又以冷水澡浴，因而发热，口渴，心与背互相胀痛，小水长而赤，舌上黄苔，夜不得卧，眼目如金，皮肤尽黄。吴兴之医见之远走，不敢措剂，谓其年高不宜此病，赞劝回家，乃敦访予治。诊得左脉浮数，右濡弱，两手皆有七至。予曰：此湿热发黄症也，病虽重，年虽高，有是症，当有是药，毋用仓惶。乃以柴胡三钱，酒芩、葛根、青蒿、香薷、天花粉各一钱，人参七分，粉草五分，连进二帖，晚得微汗，即能睡。次早热退其半，舌苔稍淡润，不焦燥矣，胸膈余热作烦，身黄如旧，以竹茹、青蒿、葛根各一钱，人参、麦门冬、天花粉、知母各八分，白芍药六分，二帖，热退食进，精神陡长。后于补中益气汤加青蒿、麦门冬、天花粉。十帖而眼目肌肤之黄尽释然矣。吴兴诸公，悉服其精当，各录方而传。（《孙文垣医案》）

【评议】劳力汗出，腠理疏松，又由冒雨，冷水澡浴，致外感湿邪，入里化热。发热，表也；口渴，热也；夜不得卧，热扰心神也；心与背互相胀痛，湿阻气机也；年高七十，虚也。故见左脉浮数，表也，热也；右脉濡弱，湿也，虚也；舌上黄苔，湿热之征也，酝酿而成黄疸之候，小水长赤，身目尽黄。初诊用柴胡、香薷解表祛湿退黄，青蒿、酒芩清热利湿退黄，葛根、天花粉养阴生津止渴，人参、甘草微补，虑其年高体虚。得微汗而表证退半，仍有余热作烦，身黄如旧，故次诊去柴胡、香薷之解表，酒芩之苦寒，加入竹茹、麦冬、知母、白芍之甘寒清润，涤热除烦，使热退食进而精神长，病已大愈。仍虑其年高，大病之后元气难复，故后以补中益气汤为主，酌加退黄养阴之品调摄，黄退而全安。处措精当，宜其录传。本例湿热黄疸，未用茵陈、山栀等药，仍收黄退而全安，可备一格。

酒疸湿热治案

程松逸兄患酒疸，遍身皆黄，尿如柏汁，眼若金装，汗出沾衣如染。胸膈痞满，口不知味，四肢酸软。脉濡而数，以四苓散加厚朴、陈皮、糖球子、麦芽、葛根，倍加青蒿，水煎，临服加萱草根自然汁一小酒杯，四帖，其黄涣然脱去。（《孙文垣医案》）

【评议】酒疸，脉濡而数，濡为湿，数为热，湿热之征明矣。四苓散者，猪苓、茯苓、泽泻、白术，利水渗湿剂也，为五苓散去桂，防桂性热助火也。加葛根，倍青蒿，清其热而退其黄也。加厚朴、陈皮、糖球子、麦芽，化湿健脾开胃，治其胸膈痞满，口不知味也。萱草根汁，清热利湿，《本经逢源》谓其“下水气及酒疸大热”，更增前药退黄之功。药对其症，故四帖而其黄涣然脱去。

解表清热利湿治湿热疫验案

一仆发热头疼，口渴，腹疼，小便赤，大便泻，日夜不睡者六日。予诊之曰：据脉，汗后浮数，热尚不减，乃疫症也。以滑石三钱，青蒿、葛根、白芷、片芩各一钱半，炙甘草、升麻各五分，一帖即得睡，热减大半，头痛全除。惟小水赤，头晕，脚膝无力。此病后血虚之故。以四物汤加青蒿、酒芩、薏苡仁，服之而安。（《孙文垣医案》）

【评议】据本例临床表现，乃表里俱病，属湿热疫无疑，溲赤、便泄是其征也。故方中青蒿、葛根、白芷、升麻清解表邪；片芩苦寒清热；滑石、薏苡仁淡渗利湿。合之共奏解表清热利湿之功效。

湿热上蒙神窍治案

脉右大，舌黄不渴，呕吐黏痰，神躁语言不清，身热不解。此劳倦内伤，更感湿温之邪，须防变端。

厚朴 茯苓 滑石 陈皮 竹叶 蔻仁 菖蒲根汁

诒按：此温邪而挟湿者，湿热上蒙，故证情如是，此方可以为法。（《（评选）静香楼医案》）

【评议】柳宝诒按谓："湿热上蒙"，当是指"邪蒙心包"而言，故见症"神躁语言不清"，病情非轻，变端在即。用药似有病重药轻之嫌，至宝丹自可选用，若湿浊甚者，可择用苏合香丸。

六味地黄汤加减治肾间湿热案

脐中时有湿液腥臭，按脉素大。此少阴有湿热也。六味能除肾间湿热，宜加减用之。

六味丸去山药，加黄柏、萆薢、女贞子、车前子。

诒按：六味治肾间湿热，前人曾有此论，借以治脐中流液，恰合病机。（《（评选）静香楼医案》）

【评议】脐中即神阙穴，此处时有湿液腥臭，乃少阴湿热蕴蒸流溢之象。六味地黄汤补中有泻，去山药之补，加黄柏、萆薢、车前子以增强清热利湿之效，洵能去肾间湿热，由此可以悟得凡肾虚夹有湿热之证，如淋证、带下等，均可效法。

湿热乘阴虚而致痹证治案

脉虚而数，两膝先软后肿，不能屈伸。此湿热乘阴气之虚而下注，久则成鹤膝风矣。

生地 牛膝 茯苓 木瓜 丹皮 薏仁 山药 萸肉 泽泻 萆薢《（评选）静香楼医案》

【评议】本例柳宝诒原按曰："正虚着邪，故补散宜并用；湿而兼热，故润燥不可偏。此以六味治阴虚，增入牛膝、木瓜、薏仁、萆薢以除湿热，所谓虚实兼顾也"。可谓字字中的，启发良多。鄙意四妙丸（苍术、黄柏、牛膝、薏苡仁）亦可选用。

湿热发黄上逆下注治案

湿停热聚，上逆则咽嗌不利，外见则身目为黄，下注则溺赤而痛。

茵陈 厚朴 豆豉 木通 猪苓 橘红 茯苓 黑栀

诒按：论病能一线穿成，用药自丝丝入扣。

又按：咽嗌不利，可加桔梗、前胡之类。（《（评选）静香楼医案》）

【评议】本案湿热发黄，无非清热利湿，导湿热从下焦而去，用茵陈、栀子、木通、猪苓、茯苓也。然毕竟停聚中焦为患，故加厚朴、橘红以斡旋之。诒按值得参考。

脾虚湿热致舌本强硬治案

一男子善饮，舌本强硬，语言不清。余曰：此脾虚湿热，当用补中益气加神曲、麦芽、干葛、泽泻治之。

疏曰：以善饮而知其为湿热。湿热宜清利之，而何以用升补之剂主之乎？以舌本强硬，语言不清故也。夫脾之大络，统于舌本，因脾虚而湿热袭之，故现于舌本耳，然则直谓之脾虚湿热，故用升补而兼清利之剂。至于语言不清，是因舌本强硬，升补其脾虚，清利其湿热，则舌本自正，而语言自清，可谓得治本之法者矣。若以现症用药，而以《局方》转舌膏、清音膏之类治之，

误矣！脾虚湿热之脉，脾部必见软缓或数，大便不实或下黄糜水是也。（《薛案辨疏》）

【评议】本例辨疏从病因、病机、病位和治法等方面详细予以阐析，尤其是以方测证，臆度此等证“脾部（脉）必见软缓或数，大便不实或下黄糜水”，读后启发良多。

肠胃湿痰壅滞治案

旧僚钱可久，素善饮，面赤痰盛，大便不实。此肠胃湿痰壅滞，用二陈、芩、连、山栀、枳实、干姜、泽泻、升麻一剂，吐痰甚多，大便始实。此后，日以黄连三钱，泡汤饮之而安。但如此禀厚者不多耳。

疏曰：此案亦属阳明湿热。其大便不实，固属阳明；而面赤者，亦属阳明。昔人云：阳明病则面赤是也。湿热甚而生痰，此痰不滞于他处而壅滞于肠胃，非阳明乎？故以二陈及干姜、升麻、枳实、泽泻祛阳明之湿。以芩、连、山栀祛阳明之热。至吐痰大便实者，痰祛则湿热化，而大便实矣。痰出于胃，而便实于大肠。岂非手足阳明之气，一以贯之乎？若只是湿痰而已，则芩、连、山栀，何为用之哉？此后，日以黄连三钱，泡汤饮之而安。其热必壮，其脉必实。故治法如此。莫谓立斋先生，但能治虚。观此症，岂偏于温补者乎？总在临症察病用剂耳。（《薛案辨疏》）

【评议】嗜酒之人多湿热。患者症见面赤痰盛，大便不实，肠胃湿热壅滞明矣。故图治之法，诚如其疏曰：“以二陈及干姜、升麻、枳实、泽泻祛阳明之湿；以芩、连、山栀祛阳明之热”，湿去热清，其病渐缓。案谓“此后，日以黄连三钱，泡汤饮之而安”，推断其热必壮，其脉必实，禀赋之厚可知，故治法始终未用补品。本案实为辨体辨证相结合的范例。

湿热泄泻因补致黄治案

大司徒李公患黄疸，当投渗淡之剂，公尚无嗣，犹豫不决。余曰：有是病而用是药。以茵陈五苓散加芩、连、山栀，二剂而愈。至辛卯得子，公执予手而喜曰：医方犹公案也。设君避毁誉，残喘安得享余年而遂付托之望哉！

疏曰：此案又见别集，向时湿热泄泻，因未生子，惑于人言淡渗之剂能泻肾，因服参、芪之药，后变为黄疸，小便不利，胸腹满胀云云。此是湿热为患，固非渗淡之药不治。若以脾虚所致，则应补气为先。而此案本无虚象，故服参、芪而变黄疸也。先生直以淡渗之品除之，所谓有是病即是用药，孰谓先生好补者哉？（《薛案辨疏》）

【评议】原案甚简，疏语甚详，所言甚是！

肥人嗜酒中风责之于湿热治案

一男子体肥善饮，语言不清，舌本强硬，口眼㖞斜，痰气涌盛，肢体不遂。余以为脾虚湿热，用六君子、煨葛根、山栀、神曲而痊。

疏曰：此案惟体肥善饮四字遂断以脾虚湿热治之，所用之药初无一味及于舌本硬强等症，而诸症自愈，故知治病必求其本，为千古妙法。夫酒为湿热之物，而湿热每积于脾，脾与胃相表里，脾病必及胃，胃属阳明，阳明经处唇口左右，故亦有口眼㖞斜之症。而其本则在湿热，不在于风；在于胃，不在于经；故用葛根之类以去之，然必以用六君为主者，盖脾不虚，湿热之气无从而积，积由脾虚，所以欲去邪必先扶正。（《薛案辨疏》）

【评议】本例辨疏对其病因病机病位条分缕析，切中肯綮，堪称医案按语中精品之作。

湿热熏蒸犯肺为嗽治案

陆二二 湿必化热熏蒸为嗽，气隧未清，纳谷不旺，必薄味静养，壮盛不致延损。湿热

飞滑石 南花粉 象贝 苡仁 绿豆皮 通草（《临证指南医案》）

【评议】湿热熏蒸犯肺而引起的咳嗽，根据《内经》“必伏其所主，先其所因”的名训，治疗当抓住主因湿热而施，不能见咳治咳，故处方以滑石、薏苡仁、通草等清利湿热为主，惟象贝一味，虽能化痰止咳，更能宣展肺气，俾气化则湿化也。

湿热弥漫三焦蒙蔽神窍治案

某 湿为渐热之气，迷雾鬲间，神机不发，三焦皆被邪侵，岂是小恙？视其舌伸缩如强，痰涎黏着，内闭之象已见，宣通膻中，望其少苏，无暇清至阴之热。

至宝丹四分，石菖蒲、金银花汤送下。（《临证指南医案》）

【评议】本例为湿热弥漫三焦，蒙闭神窍之重证。当此危急关头，非寻常清化湿热之剂可以胜任，故叶氏急用至宝丹宣开心窍，着实为拯危救急计。

宣肺运中渗利分消湿热案

某六一 舌黄，脘闷，头胀，口渴，溺短，此吸受秽气所致。

飞滑石三钱 白蔻仁七分 杏仁三钱 厚朴一钱半 通草一钱半 广皮白一钱半（《临证指南医案》）

【评议】舌黄、脘闷、头胀、口渴、溺短，分明是湿热弥漫三焦之主要症状，叶氏针对湿热病因，立足于宣肺气、运中焦、利小便三大治法，方中蔻仁、杏仁宣展肺气，俾气化则湿化；厚朴、广皮健运脾胃，理气化湿；滑石、通草通利小便，给邪以出路，处方用药法度精当，为后世治湿热病证树立了榜样，吴鞠通《温病条辨》治湿暑名方三仁汤，即由此处方化裁而成。

湿阻上焦肺不肃降治案

冯三一 舌白头胀，身痛肢疼，胸闷不食，溺阻，当开气分除湿。湿阻上焦肺不肃降

飞滑石 杏仁 白蔻仁 大竹叶 炒半夏 白通草（《临证指南医案》）

【评议】据其症状所述，本例乃湿热偏表之证。其处方以宣气化湿为主，兼以清热、运中、渗利。以其有“头胀、身痛肢疼”，当可加入疏表如防风、羌活、秦艽、蔓荆子之品，以提高疗效。

轻开肺气治湿热阻塞气分案

王二十 酒肉之湿助热，内蒸酿痰，阻塞气分，不饥不食，便溺不爽，亦三焦病，先论上焦，莫如治肺，以肺主一身之气化也。

杏仁 瓜蒌皮 白蔻仁 飞滑石 半夏 厚朴（《临证指南医案》）

【评议】肺的生理功能是主气，性喜宣降，能通调水道，下输膀胱，为水之上源。潴留在体内的水湿，有赖肺气的宣发和肃降，使之下输膀胱而排出体外。湿邪伤人，初起肺卫受伤，肺气因而郁闭，失其宣降之职，致湿邪留滞为患，故治疗湿病（湿热病自不例外），宣畅肺气十分重要。有鉴于此，叶天士在本案中谓：“三焦病，先治上焦，莫如治肺，以肺主一身之气化。”对湿热病的治疗，强调从肺论治。受其启发，石芾南《医原》更明确指出：“治法总以轻开肺气为主，肺主气，气化则湿自化，即有兼邪，亦与之俱化……湿热治肺，千古定论也。”石氏认为不仅外感湿热当治肺，即内伤湿热，莫不皆然，如说：“再以内伤湿热言之……且上窍一开，下窍自注，治法不外辛淡、清淡……辛苦通降”等法。至于宣肺开上之药，多取杏仁、桔梗、瓜蒌皮、蔻仁、枇杷叶之类。试观吴鞠通的三仁汤，全方以轻清开泄为主，尤以杏仁为君药，旨在开肺气以化湿邪，吴氏自释曰：“惟三仁汤轻开上焦肺气，盖肺主一身之气，气化则湿亦化也。”

上中湿热治案

吴五五　酒客湿胜，变痰化火，性不喜甜，热聚胃口犯肺，气逆吐食，上中湿热，主以淡渗，佐以苦温。

大杏仁　金石斛　飞滑石　紫厚朴　活水芦根（《临证指南医案》）

【评议】本处方药仅五味，乃熔宣肺、运脾、渗利于一炉。宣肺者，杏仁是也；运脾者，厚朴是也；渗利者，滑石、芦根是也。至于石斛一味，谅湿热已伤中焦津液，故以甘凉滋润配之。

湿热内伏致目黄自利治案

孔　心中热，不饥不寐，目黄自利，湿热内伏。

淡黄芩　连翘　炒杏仁　白通草　滑石　野赤豆皮（《临证指南医案》）

【评议】湿热内伏，充斥三焦，是以心中热，不饥不寐，目黄自利兼见。故治疗以清化渗利三焦之湿热。惟见目黄，编者认为宜加茵陈、栀子类以退黄疸，用药似更周匝。

湿温阻于肺卫治案

某二九 湿温阻于肺卫，咽痛，足跗痹痛，当清上焦，湿走气自和。湿温阻肺

飞滑石 竹叶心 连翘 桔梗 射干 芦根（《临证指南医案》）

【评议】“卫之后方言气，营之后方言血”，这是叶天士倡导的卫气营血辨证体系的病邪传变的基本规律。案谓：“湿温阻于肺卫”，说明邪尚在外表，系卫分阶段，咽痛是其明征，盖咽喉乃肺之门户故也。处方旨在宣肺疏表，清利咽喉，用药轻清灵动，活泼可喜。

湿温夹毒邪为患治案

周 病起旬日，犹然头胀，渐至耳聋，正如《内经·病能篇》所云：因于湿，首如裹。此呃忒鼻衄，皆邪混气之象，况舌色带白，咽喉欲闭，邪阻上窍空虚之所，谅非苦寒直入胃中可以治病，病名湿温，不能自解，即有昏痉之变，医莫泛称时气而已。

连翘 牛蒡子 银花 马勃 射干 金汁（《临证指南医案》）

【评议】观其处方用药，当是湿温挟毒为患，此银花、连翘、射干、马勃、金汁解毒消炎、清利咽喉所以用也。金汁又名粪清，有较强的清热解毒作用，有研究发现金汁中含有噬菌体。因其有违卫生，现已摒弃不用。

湿热秽气阻窍治案

李三二 时令湿热之气，触自口鼻，由募原以走中道，遂致清肃不行，不饥不食，但温乃化热之渐，致机窍不为灵动，与形质滞浊有别，此清热开郁，必佐芳香以逐秽为法。湿热秽气阻窍。

瓜蒌皮 桔梗 黑山栀 香豉 枳壳 郁金 降香末（《临证指南医案》）

【评议】案谓“时令湿热之气，触自口鼻，由募原以走中道”，此语得之吴又可《温疫论》“邪从口鼻而入”，“必由膜原直走中道”，只不过“邪”的含义不同，吴氏是指“疠气”，而叶氏是指“湿热”。本例乃湿热秽气阻窍所致，故叶氏指出“此清热开郁，必佐芳香以逐秽为法”。方中郁金、降香乃辟秽之妙品，若加菖蒲、藿香，似更周密。

湿热秽邪蒙蔽神窍治案

某 吸受秽邪，募原先病，呕逆，邪气分布，营卫皆受，遂热蒸头胀，身痛经旬，神识昏迷，小水不通，上中下三焦交病，舌白，渴不多饮。是气分窒塞，当以芳香通神，淡渗宣窍，俾秽湿浊气，由此可以分消。

苡仁 茯苓皮 猪苓 大腹皮 通草 淡竹叶

牛黄丸二丸。（《临证指南医案》）

【评议】“神识昏迷”，系湿热秽邪已蒙蔽神窍，用牛黄丸清心开窍正是。编者认为，若遇此等证，后世《温病全书》菖蒲郁金汤自可加入。

湿热伤胃津治案

吴 湿邪中伤之后，脾胃不醒，不饥口渴，议清养胃津为稳。湿热伤胃津。

鲜省头草 知母 川斛 苡仁 炒麦冬（《临证指南医案》）

【评议】此乃湿热伤胃津之证。方中鲜省头草芳香化湿，用鲜者可减温燥之性；薏苡仁健脾利湿；知母清热润燥；川斛、麦冬甘凉生津。寥寥几味，已为湿热伤津，邪气犹存的治疗树立了典范，足资效法。

湿温邪入心包治案

张妪 体壮有湿，近长夏阴雨潮湿，着于经络，身痛，自利发热。仲景云：湿家大忌发散，汗之则变痉厥。脉来小弱而缓，湿邪凝遏阳气，病名湿温。湿中热气，横冲心包络，以致神昏，四肢不暖，亦手厥阴见症，非与伤寒同法也。湿温邪入心胞。

犀角 连翘心 玄参 石菖蒲 金银花 野赤豆皮

煎送至宝丹。（《临证指南医案》）

【评议】“湿中热气，横冲心包络，以致神昏”，这是本例的病理症结所在。所拟治法，清热化湿，凉血解毒，清心开窍，与病因病机诚为合辙，遣药亦甚恰当，不愧为治温大家矣。

湿热阻滞中焦气机治案

曹三十 肠胃属腑，湿久生热，气阻不爽，仍以通为法。湿阻中焦阳气。

生於术 川黄连 厚朴 淡生姜渣 广皮白 酒煨大黄

水法丸，服三钱。（《临证指南医案》）

【评议】六腑以通为用，胃肠既为湿热阻滞，气机不畅，自当以通为法。观其处方，辛开苦降，诚得治法之真谛。

丹溪小温中丸治湿热浮肿案

李 酒客中虚，粤地潮湿，长夏涉水，外受之湿下起，水谷不运，中焦之湿内聚，治法不以宣通经腑，致湿阻气分，郁而为热。自脾胃不主运通，水湿横渍于脉膝之间，二便不爽，湿热浊气，交扭混乱。前辈治中满，必曰分消，此分字，明明谓分解之义。但乱药既多，不能去病，就是脾胃受伤于药，蔓延腿肢，肿极且痛，病深路远，药必从喉入胃，然后四布，病所未得药益，清阳先已受伤，此汤药难以进商也。议用丹溪小温中丸三钱，专以疏利肠中，取其不致流散诸经，亦一理也。

小温中丸八服。（《临证指南医案》）

【评议】叶案文句，大多精而简，此案则不然，不惜笔墨，分析入微入细，头头是道。尤其案中谓“前辈治中满，必曰分消，此‘分’字，明明谓分解之义”，在这里叶氏并非在做文字游戏，而是对古贤名论的阐发，读后颇受启迪。又丹溪小温中丸由苍术、川芎、香附、神曲、醋炒针砂组成，主治湿热黄疸之轻症及食积，移用此，亦甚妥帖，此活用古方之例证也，值得细心领会。

秽暑内着而成湿热证治案

汪三三 舌黄脘闷，秽暑内着，气机不宣，如久酿蒸，必化热气，即有身热之累。

杏仁 藿香 茯苓皮 滑石 厚朴 广皮白（《临证指南医案》）

【评议】患者先受秽暑，内着脘宇，气机不宣，郁久化热，而成湿热病证，舌黄脘闷，是其征也。方用杏仁宣展肺气，藿香、厚朴、广皮芳香祛浊，理气化湿，茯苓皮、滑石淡渗利湿，使内着之湿热得蠲，气郁得宣，身热自解矣。

湿热内停治以祛湿清热案

某 阅病源，皆湿热内停之象，当去湿清热为主，至于药酒，蕴湿助热，尤当永戒。

生白术 赤小豆皮 绵茵陈 黄柏 茯苓 泽泻（《临证指南医案》）

【评议】本案叙证简略，以方测证，当有黄疸表现，且为阳黄之证。湿热黄疸忌酒，不仅为中医所熟知，即使从现代医学观点来看，酒精能损伤肝细胞，会加重病情，亦在禁忌之列。

湿热阻于气分治案

某 脉濡，头胀，胸身重着而痛，寒热微呕，此湿阻气分。

厚朴 杏仁 白蔻仁 木通 茯苓皮 大腹皮 滑石 竹叶（《临证指南医案》）

【评议】头胀、胸身重着而痛，湿热侵犯卫气，未入营血，不言而喻，故治法仍当从气分着力，这在其处方得以充分体现。

湿热久留气分热退复热治案

某 脉缓，身痛，汗出热解，继而复热，此水谷之气不运，湿复阻气，郁而成病，仍议宣通气分，热自湿中而来，徒进清热不应。

黄芩 滑石 茯苓皮 大腹皮 白蔻仁 通草 猪苓（《临证指南医案》）

【评议】此为湿热久留气分反复发作的案例。湿热病留连气分时间较长，证候变化亦较复杂。吴鞠通着重指出："湿温较诸温，病势虽缓而实重，上焦最少，病势不甚显张，中焦病最多。"正因为中焦气分的病变最多，所以"当于中焦求之"，即重点应抓住气分阶段的治疗。浙江省中医药研究院已故名医潘澄濂研究员在实践中也体会到："湿温证的治疗，使其能在气分阶段得以扭转或截断很重要。若待其发展为营血证，则病情就较严重。从较多病例观察，确有这样情况，所以说处理好气分证是关键所在。"我们体会，湿热病的治疗之所以要把好气分这一关，不仅在于病邪往往留连气分时间较长，更重要的，从温病传变角度来看，气分阶段是正邪相争的关键时刻和病势发展的转折时期。一般地说，病邪初入气分，化燥伤阴之现象尚未突出，此时正气尚盛，如能积极进行合理的治疗，往往能堵截病邪发展，扭转病势，使病变向好的方向转化；反之，如气分证得不到及时控制，病邪就会深入营分，乃至血分，使病变逆转。由此可见，把好气分关，对于提高疗效，有着重要的意义。

湿邪弥漫三焦治案

某五十　秽湿邪吸受，由募原分布三焦，升降失司，脘腹胀闷，大便不爽，当用正气散法。湿邪弥漫三焦。

藿香梗　厚朴　杏仁　广皮白　茯苓皮　神曲　麦芽　绵茵陈（《临证指南医案》）

【评议】“秽湿”一般是指湿热秽浊之邪，以岭南地区为多。本例秽湿弥漫三焦，故治法将宣上、运中、渗下融于一方，使邪气上下分消，其病可解。观其用药，以祛湿为主，清热为辅，当属湿重于热之证。

湿热阻滞厥阴阳明而致痞块治案

杨　厥阴为病，必错杂不一，疟痢之后，肝脏必虚。发症左胁有痞，腹中块礌[①]外坚，胁下每常汩汩有声，恶虚就实，常有寒

---

① 礌（léi）：同“磊”，石累积貌。

热，胃中不知饥，而又嘈杂吞酸，脉长而数。显然厥阴阳明湿热下渗前阴，阳缩而为湿热症也。议用升发阳明胃气，渗泄厥阴湿热，其症自愈。

苍术 半夏 茯苓 橘红 通草 当归 柏子仁 沙蒺藜 川楝子 茴香

即丸方。(《临证指南医案》)

【评议】本例系肝胃湿热证。湿热阻滞厥阴阳明之分，气血凝聚而成痞块；肝胃不和，遂令胃不知饥、嘈杂吞酸。治当祛除湿热，调和肝胃，方中苍术、半夏、橘红运中燥湿；通草、茯苓淡渗利湿；当归养血活血，合川楝子、茴香疏肝行气，以消痞块；沙蒺藜之用，未识何故？谅本病为时不短，病根已深，恐一时难以痊愈。

湿热邪入心营治案

严 湿温杂受，身发斑疹，饮水渴不解，夜烦不成寐，病中强食，反助邪威，议用凉膈疏斑方法。湿温。

连翘 薄荷 杏仁 郁金 枳实汁 炒牛蒡 山栀 石膏

又 舌边赤，昏谵，早轻夜重，斑疹隐约，是温湿已入血络。夫心主血，邪干膻中，渐至结闭，为昏痉之危。苦味沉寒，竟入中焦，消导辛温，徒劫胃汁，皆温邪大禁。议清疏血分轻剂以透斑，更参入芳香逐秽，以开内窍。近代喻嘉言申明戒律，宜遵也。

犀角 玄参 连翘 银花 石菖蒲

先煎至六分，后和入雪白金汁一杯，临服研入周少川牛黄丸一丸。(《临证指南医案》)

【评议】湿热之邪，已由气分陷入心营，故昏谵、斑疹所由来也。初诊邪偏气分，故以透表清气为主。二诊邪入心营，故用犀角、玄参、石菖蒲、金汁、牛黄丸清营凉血，解毒开窍为务。至于二诊银花、连翘之用，盖叶天士有“入营犹可透热转气”语。

湿热夹痰浊蒙蔽心窍治案

湿为渐热之气，迷雾膈间，神机不发，三焦皆被邪侵，岂是小恙。视其舌伸缩如强，痰涎黏着，内闭之象已见，宣通膻中，望其少苏，无暇清至阴之热。

至宝丹四分 石菖蒲金银花汤送下。（《临证指南医案》）

【评议】湿热夹痰浊蒙蔽心窍，神明被遏，内闭之象已见，病情岌岌可危，故迳用至宝丹，石菖蒲金银花汤送下，拯危救急，药精力专，足资临床师法。

上焦暑湿从肺论治案

龚 暑必夹湿，二者皆伤气分，从鼻吸而受，必先犯肺，乃上焦病，治法以辛凉微苦，气分上焦廓清则愈，惜乎专以陶书六经看病，仍是以先表后里之药，致邪之在上，漫延结锢四十余日不解，非初受六经，不须再辨其谬。经云：病自上受者治其上。援引经义以论治病，非邪僻也。宗河间法。

杏仁 瓜蒌皮 半夏 姜汁 白蔻仁 石膏 知母 竹沥 秋露水煎。

又 脉神颇安，昨午发疹，先有寒战，盖此病起于湿热，当此无汗，肌腠气窒，至肤间皮脱如麸，犹未能全泄其邪，风疹再发，乃湿因战栗为解，一月以来病魔，而肌无膏泽，瘦削枯槁，古谓之瘦人之病，虑涸其阴，阴液不充，补之以味，然腥膻浊味，徒助上焦热痰，无益培阴养液，况宿滞未去，肠胃尚窒钝，必淡薄调理，上气清爽，痰热不致复聚，从来三时热病，怕反复于病后之复，当此九仞，幸加留神为上。

元参心 细生地 银花 知母 生甘草 川贝 丹皮 橘红盐水炒 竹沥

此煎药方，只用二剂可停，未大便时，用地冬汁膏，大便后，可用三才汤。（《临证指南医案》）

【评议】暑邪夹湿，与湿热同例。盖湿为氤氲之邪，湿与热合，如油入面，胶结难解。本例暑湿留恋气分四十余日，病程虽久，仍当从上焦气分治之。方中杏仁、蒌皮、蔻仁功擅宣展肺气，疏瀹气机，乃取"肺主气，气化则湿热俱化"之理。二诊因病情缠绵，患者已现瘦削枯槁之象，液涸堪忧，故治疗滋清两顾，冀其正复邪却，然非易也。

分消法治暑湿热气弥漫三焦案

某 暑湿热气，触入上焦孔窍，头胀，脘闷不饥，腹痛恶心，延久不清，有疟痢之忧，医者不明三焦治法，混投发散消食，宜乎无效。

杏仁 香豉 橘红 黑山栀 半夏 厚朴 滑石 黄芩（《临证指南医案》）

【评议】"头胀，脘闷不饥，腹痛恶心"，乃暑湿热气弥漫三焦之象。叶氏用三焦分消之法，取杏仁、香豉开上，橘红、半夏、厚朴宣中，滑石导下，并配合山栀、黄芩清热，使邪有去路，其病可解。叶氏在《外感温热篇》中对湿热留恋三焦提出“分消上下之势”的治法，即指此等证而言。

湿热痹证治案

徐 温疟初愈，骤进浊腻食物，湿聚热蒸，蕴于经络，寒战热炽，骨骱烦疼，舌起灰滞之形，面目痿黄色，显然湿热为痹，仲景谓湿家忌投发汗者，恐阴伤变病，盖湿邪重着，汗之不却，是苦味辛温为要耳。

防己 杏仁 滑石 醋炒半夏 连翘 山栀 苡仁 野赤豆皮（《临证指南医案》）

【评议】此为湿热痹证。治以宣肺利气，清热渗湿为主，用药颇具巧思。吴鞠通师其意，立宣痹汤治湿热痹，临床证实确有较好的疗效。

宣透气分轻清开泄治白痦案

某 汗多身痛，自利，小溲全无，胸腹白疹，此风湿伤于气分，医用血分凉药，希冀热缓，殊不知湿郁在脉为痛，湿家本有汗不解。

苡仁 竹叶 白蔻仁 滑石 茯苓 川通草（《临证指南医案》）

【评议】白疹即白痦，多因湿热郁于气分，而从卫分外发所致。本例用宣透气分，轻清开泄，以冀病邪从卫分而解。吴鞠通《温病条辨·中焦篇》治白疹的薏苡竹叶散，即秉承于此。

湿热入经络为痹治案

徐 温疟初愈，骤进浊腻食物，湿聚热蒸，蕴于经络，寒战热炽，骨骱烦疼，舌起灰滞之形，面目痿黄色，显然湿热为痹，仲景谓湿家忌投发汗者，恐阳伤变病，盖湿邪重着，汗之不却，是苦味辛通为要耳。湿热入经络为痹。

防己 杏仁 滑石 醋炒半夏 连翘 山栀 苡仁 野赤豆皮（《临证指南医案》）

【评议】湿热痹证，临床并不少见，尤其是东南沿海一带，发病率较高，朱丹溪有谓“湿热为患，十居八九”，当然包括湿热痹证在内。吴鞠通《温病条辨》之宣痹汤（防己、杏仁、滑石、栀子、半夏、连翘、蚕沙、薏苡仁、赤小豆皮），即由本处方化裁而成，治疗湿热痹证，常收良效。

湿热留着四肢痹痛治案

顾 湿热流着，四肢痹痛。

川桂枝 木防己 蚕沙 石膏 杏仁 威灵仙（《临证指南医案》）

【评议】本案亦属热痹中的湿热痹，故治法用方与上案类似。方中晚蚕沙善治风湿痹痛，《本草求原》谓其“为风湿之专药”。吴鞠通《温病条辨》治湿热痹证之宣痹汤，即选用此药。

湿热发黄聚痰生疮治案

叶 久寓南土，水谷之湿，蒸热聚痰，脉沉弦，目黄，肢末易有疮疾。皆湿热盛，致气隧不得流畅。法当苦辛寒清里通肌，仿前辈痰因热起，清热为要。

生茅术 黄柏 瓜蒌实 山栀 莱菔子 川连 半夏 厚朴 橘红

竹沥、姜汁丸。（《临证指南医案》）

【评议】患者久寓南土，地卑湿重，蒸热聚痰，阻滞气隧，发黄生疮。故用《太平惠民和剂局方》平胃散（茅术、厚朴、橘红）主以燥湿，入莱菔子加强行气化痰之功，合用仲景小陷胸汤（瓜蒌、川连、半夏）清热豁痰，除其痰热胶结，又痰因热起，清热为要，故入栀子、黄柏加强清热之功。竹沥、姜汁为丸，叶氏常用，不可因其小而忽之。《本草衍义》谓“竹沥行痰，通达上下百骸毛窍诸处”，“为痰家之圣剂”，《丹溪心法》谓“竹沥滑痰，非姜汁不能行经络”，其功亦大矣。

肿胀湿热布散三焦治案

朱 初因面肿，邪干阳位，气壅不通，二便皆少，桂、附不应，即与导滞。滞属有质，湿热无形，入肺为喘，乘脾为胀，六腑开阖皆废。便不通爽，溺短混浊，时或点滴，视其舌绛口渴。腑病背胀，脏病腹满，更兼倚倒左右。肿胀随着处为甚，其湿热布散三焦，明眼难以决胜矣。经云：从上之下者治其上，又云从上之下，而甚于下者，必先治其上，而后治其下。此症逆乱纷更，全无头绪，皆不辨有形无形之误，姑以清肃上焦为先。

飞滑石一钱半 大杏仁去皮尖，十粒 生苡仁三钱 白通草一钱 鲜枇杷叶刷净毛，去筋，手内揉，三钱 茯苓皮三钱 淡豆豉一钱半 黑山栀壳一钱

急火煎五分服。

此手太阴肺经药也。肺气窒塞，当降不降，杏仁微苦则能降；滑石甘凉，渗湿解热，苡仁、通草，淡而渗气分；枇杷叶辛凉，能开肺气；茯苓用皮，谓诸皮皆凉；栀、豉宣其陈腐郁结。凡此气味俱薄，为上焦药，仿徐之才轻可去实之义。（《临证指南医案》）

【评议】此系风邪闭肺，肺气不降，不能通调水道，脾失制水，故聚而为肿。综观全方，旨在宣通肺气以疏利三焦，不治水而水肿消，可谓切中病机，药中窾窍。

内外因交混致黄疸治案

脉弦缓，面目肌肤皆黄，舌白滑腻，胸脘膈间胀闭，病名湿温。由濒海潮湿气入口鼻至募原，分布三焦，此为外因。仍食水谷腥物，与外入秽浊之邪，两相交混，湿甚热郁，三焦隧道气血不通，遂变黄色。发汗不愈者，湿家本有汗也。清热消导不愈者，热从湿中而起，湿不去则热不除也。夫湿邪无形质，攻滞乃有形治法，其不效宜矣。昔河间治湿热，必取乎苦辛气寒。盖苦降以逐湿，辛香以祛秽，寒取乎气，借气行不闭寒于内也。当世医者，混以伤寒表里为治，殊不知秽湿气入口鼻，游走三焦，不与伤寒同治。

绵茵陈 白豆蔻 厚朴 川通草 广皮白炒 茯苓皮 半夏曲 块滑石（《叶氏医案存真》）

【评议】本例由湿热引起的黄疸，是由内外因交混而成，其病位在胃与三焦。处方以宣化清利湿热为主，诚为合法。案中引用刘河间治湿热“必取乎苦辛气寒”，并做了阐发，对临床用药，很有启示，未可草草读过。

长夏湿热着于气分治案

不饥不欲纳食，仍能步趋，长夏湿蒸，着于气分，阳逆则头中胀闷，肌色萎黄。与宣气方法。

西瓜翠衣 飞滑石 米仁 芦根 通草 郁金（《叶氏医案存真》）

【评议】长夏湿土主令，邪自外入，着于气分，郁而化热。气分者，阳明胃是也，遂使“不饥不欲饮食”“肌色萎黄”。治法理当祛除湿热，处方重在淡渗利湿，编者以为藿香、佩兰、厚朴、陈皮等运中化湿之品，亦可加入。方中西瓜翠衣既可清暑，又可祛湿，乃“因时制宜”的佳品，用之真妙。

秽浊不正之气扰中治案

秽浊不正之气扰中，痞闷，恶心，头疼，烦渴，形寒内热，邪不在表，未可发散。

杏仁 蒌皮 滑石 通草 白蔻 郁金 花粉 连翘（《叶氏医案存真》）

【评议】“秽浊不正之气”，一般多指湿热秽恶之邪，其感人也，大多如本例所见痞闷、恶心、头痛、烦渴等症。基于此，叶氏处方以宣展肺气，淡渗利水以清除湿热，郁金为芳香祛秽之佳品。编者以为似可再加藿香、佩兰、半夏、陈皮等以和胃止呕，鲜芦根清热解渴亦可加入。

湿热痹证用轻清渗湿治案

脉左数右缓，舌白发热，自汗，小溲溺痛，身半以上皮肤骨节掣痛。皆是湿邪有痹，虑其清窍蒙蔽，有神昏厥逆变幻，拟用轻清渗湿方。

连翘　豆卷　米仁　丝瓜叶　花粉　茵陈　通草　杏仁　飞滑石（《叶氏医案存真》）

【评议】本例为湿热痹证。治法以清宣渗利湿热为主，无可非议。惟方中似缺通经活络如桑枝、防己、忍冬藤、络石藤、晚蚕沙等品。至于案谓“虑其清窍蒙蔽，有神昏厥逆变幻”，乃见微知著之意，但缺防微杜渐之药，引以为憾。编者认为加入菖蒲、郁金之类，似更全面。

湿温余湿未尽治案

脉细舌灰白，渴不能多饮，膨闷不知饥。湿温半月有余，病邪虽解，余湿未尽，良由中宫阳气郁遏，失宣畅机关，故舌喜得香味。理宜护持胃阳，佐以宣浊驱湿，未可再作有余攻伐，虽取快一时，贻祸非轻小也。

半夏 人参 厚朴 橘红 枳实 茯苓（《叶氏医案存真》）

【评议】本案对湿热病证恢复期的治疗颇有启发。叶氏将其恢复期症状的病机归于“病邪虽解，余湿未尽，良由中宫阳气郁遏，失宣畅机关”，方用厚朴半夏人参汤、二陈汤合化，意在健脾理气，祛除余邪，标本兼顾，用心良苦，对湿热病的善后之治，值得师法。

湿热所致腰胁痛治案

脉数重按无力，左腰胁痛不能转侧，舌苔白，边红，心中热闷，不欲饮，是湿邪滞着，经络阻痹，宜进气分轻清之药，庶几不伤正气。

苡仁 杏仁 川贝 佩兰叶 西瓜翠衣

又 脉数，左腰胁疼未止，舌苔黄，昨进芳香轻剂略安，仍不宜重药。

佩兰叶 浙茯苓 南沙参 薏苡仁 川贝

又 脉数无力，左腰胁疼未止，舌色转红，是病邪虽稍缓，却阴气已经不振，进清余热略兼养阴方。

川贝 淡芩 麦冬 阿胶 川斛 知母

又案：脉数无力，左腰胁疼未止，舌苔已退。虽病邪稍缓，但阴气仍然不振，议用清余热略兼养阴方。

川贝 淡芩 麦冬 阿胶 川斛 元参（《叶氏医案存真》）

【评议】此左腰胁痛不能转侧乃湿热阻痹经络所为，经络阻痹，宜进气分轻清之药。首方杏仁开肺气，气化则湿化；佩兰醒中焦脾胃，芳香化湿；薏苡仁、西瓜翠衣清利湿热；用川贝者，乃取其化痰散结之功，恐痰阻经络，痹痛难消。药后病邪稍缓，阴气不振，故兼用清热养阴之品。

时疫湿温治案

脉缓舌色灰黄，头疼，周身掣痛，发热不止，乃时疫湿温之症。最忌辛温重药，拟进渗湿之法。

竹心 连翘心 厚朴 木通 杏仁 飞滑石 茵陈 猪苓（《叶氏医案存真》）

【评议】疫病有因湿热（温）引起者，名为“湿热疫”。叶氏治疗温病，有“或透风于热外，或渗湿于热下，不与热相搏，势必孤矣”之训，务求两邪分离，其病易解，这对湿温病的治疗，很有指导意义。本案处方即是循此而制订。吴鞠通《温病条辨》提出湿温三忌观点，谓“汗之则神昏耳聋，甚则目瞑不欲言；下之则洞泄；润之则病深不解。”其中忌汗之说，显受叶氏湿温“最忌辛温（发汗）”之影响。

甘凉生津法治湿热化燥伤津案

汪 夏湿化热，清肃气分，已愈七八。湿解渐燥，乃有胜则复，胃津未壮，食味不美。生津当以甘凉，如金匮麦门冬汤。（《叶天士晚年方案真本》）

【评议】麦门冬汤系《金匮要略》方，由麦冬、半夏、人参、甘草、大枣、粳米组成，功能益胃生津，降逆下气，原治“火逆上气”而致肺热痿症，被后代奉为甘凉养津的祖方。叶氏对湿热病后“胃津未壮”采用本方，为世人所推崇。

酒客湿热熏蒸致肿胀治案

方 面肿气喘，呛不止，音渐哑。周身之气降，全在乎肺。酒客久蓄之湿，湿中生热，气必熏蒸及上，肺热为肿为喘，声音闭塞矣。按《内经》云：湿淫于内，治以淡渗，佐以苦温。渗则湿从下走，酒客恶甘，宜苦温以通湿，湿是阴邪耳。

活水芦根 米仁 厚朴 滑石块 浙茯苓 杏仁（《叶天士晚年方案真本》）

【评议】湿与热密切相关，湿邪易化热，如徐灵胎所云：“有湿则有热，虽未必尽然，但湿邪每易化热。”故治疗宜清利湿热。

巧用单方圣术煎治湿热证案

端州太守吴淞岩，病几四十日矣。延诊，告以初时恶心倦怠，食减便溏。既而夜不寐，躁而数起，起而复卧，凌晨必呕痰数升。或以为暑，而用香薷六一；或以为湿，而用萆薢五苓；或以为瘴，而用平胃；或以为痰，而用二陈。遍尝无效，渐加烦渴，与肾气丸及生脉饮，服之转剧。脉之濡而缓，右关为甚。据脉与症，湿热无疑，何诸治罔效？因思病人素喜肥甘，又饮酒食面，其脾胃如土在雨中，沾渍既久，值夏令乃蒸郁而发。故非渗利分清可愈，亦非风行燥发可瘳。唯圣术煎，一味白术重两许，

酒煎，从而治之，必应。令如法服之，再以菟丝子五钱，煎饮代茶，服至一旬，渐瘥，半月痊愈。（《续名医类案》）

【评议】本案用方实属奇特，明是湿热证，何以“非渗利分清可愈，亦非风行燥发可瘳”，究其原因，乃“病人素喜肥甘，又饮酒食面”，故医者舍末求本，用一味白术重两许，酒煎，服后果然获效。此等验案，体现了辨体施治的特色和优势，很有价值。

治肠胃湿热夹积治案

吴孚先治俞用昭，秋间水泻，腹痛异常，右脉弦数洪实，知肠胃湿热挟积。用枳壳、山楂、黄连、青皮、槟榔、木香，一剂而滞见。病人虑药克伐，意欲用补。曰：有是病，服是药，邪气方张，非亟攻不退，邪退则正复，攻即是补也。前方再服三剂愈矣。设不早攻，必致病瘀，非一月不痊。（《续名医类案》）

【评议】秋间湿热颇盛，邪犯肠胃，多病泄泻或痢疾。本例医者辨证为肠胃湿热挟积，药用木香槟榔丸加减治之。盖木香槟榔丸出《儒门事亲》，由木香、槟榔、青皮、陈皮、莪术、黄连、黄柏、大黄、香附、牵牛子组成，功能清热化湿，化滞消积，主治湿热挟积滞而致的腹泻、赤白痢疾等病，以此方化裁用于本例，堪称对证，遂获捷效。

张路玉治湿热伤脾胃案

张路玉治陈总戎[1]泄泻，腹胀作痛，服黄芩、白芍之类，胀急愈更甚。其脉洪盛而数，按之则濡，气口大三倍于人迎，此湿热伤脾胃之气也。与厚朴生姜半夏人参汤二剂，泻痢止而饮食不思。与半夏泻心汤，二剂而安。（《续名医类案》）

【评议】张路玉为清代著名医家，善用经方著称。本例张氏辨证为“湿热伤脾胃之气”，初诊所用厚朴生姜半夏人参汤，系《伤寒论》治脾虚气滞腹胀的方剂，而未涉及祛除湿热之药，意在治本；二诊用半夏泻心汤，扶正祛邪并用，乃标本兼治之法。如此用药次第和经方之活用，实不多见，需仔细品味。

肿胀用清利湿热法治案

冯官人因内有湿积，兼时令湿热，右腿少阳分，发烂疮如掌大，痒甚。两手脉洪缓略数，面目手足俱虚肿，膈中午前痞闷，午后肿到两足则膈宽。茯苓、木通、苍术、犀角、枳壳炒各五分，陈皮、连翘、白术各一钱，甘草二分，加姜汁煎服。（《续名医类案》）

【评议】湿热在水肿的发病过程中起着非常重要的作用，所以清利湿热法为治疗水肿的重要方法。现代药理研究法表明，清热利湿药具有利尿、抗菌作用，还能增强抗感染免疫能力，抑制肿胀的进展。

---

① 总戎：某种武职的别称。如唐人称节度使为总戎；清时称总兵为总戎。

湿热着于脾胃治案

夏季水土之湿，口鼻受气，着于脾胃，潮热汗出稍凉，少顷又热，病名湿温。医但知发散清热消导，不知湿郁不由汗解。舌白不饥，泄泻。

滑石 白蔻仁 茯苓皮 猪苓 通草 厚朴 泽泻（《扫叶庄一瓢老人医案》）

【评议】《扫叶庄一瓢老人医案》，据传是薛生白撰。薛氏是诊治湿热病专家，有《湿热条辨》传世。本例舌白不饥，是湿热病的常见症状。处方与叶天士一脉相承，均以宣上、运中、渗下为法。

暑湿内蒸脾胃受伤治案

舌白黄，不饥，筋骨甚软，自暑湿内蒸，脾胃受伤，阳明胃脉不司分布流行，若不早治，必延疟痢。

白蔻 杏仁 藿梗 木通 滑石 厚朴 广皮 桔梗（《扫叶庄一瓢老人医案》）

【评议】暑湿内蒸，脾胃受困，药用杏、蔻、桔梗宣肺，厚朴、广皮、藿梗运中，木通、滑石渗利。全方重在宣肺理气，盖肺主一身之气，气化则湿热自化。

湿郁气分发白痦治案

湿郁气阻，疹发。

飞滑石 茯苓皮 射干 木防己 茵陈 槟榔磨汁（《扫叶庄一瓢老人医案》）

【评议】湿热之邪郁于肌表，气机阻滞，汗出不畅，易发白疹（白痦），本案即是其例。治宜宣透湿热，疏瀹气机。观本案所用药物，其中射干宣肺气，取气化湿热自化之意；槟榔疏通气机，且磨汁入药，气味芳香，更具流动之性，以利气机透达，是用药之奥妙，值得师法。吴鞠通《温病条辨》治白疹的薏苡竹叶散，可以互参。

暑湿郁蒸气分治案

暑湿郁蒸。

滑石飞 竹叶 连翘 淡芩 桑皮 木通（《扫叶庄一瓢老人医案》）

【评议】此乃暑湿逗留气分之治法。用药以轻清宣透、渗利湿热为主，且药性偏于寒凉，故热重于湿者尤宜。

湿热困顿脾胃治案

夏秋湿胜滞脾，食物不为运化，阳不流行，湿滞久而蕴热，此中气更困，以和胃健脾，分利水道逐湿。

生白术 草果仁 木通 茵陈 泽泻 厚朴 茯苓皮 新会皮（《扫叶庄一瓢老人医案》）

【评议】此为湿重于热之证。薛生白云："湿热病属阳明太阴经者居多，中气实则病在阳明，中气虚则病在太阴。"此证病变部位偏于太阴，故以白术、草果、厚朴、广皮健脾理气、运中化湿为主，兼以木通、茵陈、泽泻、茯苓皮宣通水道，清利湿热为治。

湿热郁滞上中焦治案

伏暑因新凉发疟，头胀恶心脘痞，邪郁上焦，从肺疟治。

竹叶 连翘 滑石 杏仁 川贝 橘红 白蔻 紫厚朴（《扫叶庄一瓢老人医案》）

【评议】头胀、恶心、脘痞，显系湿热蒙蔽清阳，邪郁上、中焦使然，故药以宣肺开上为主，兼以运中、利湿。吴鞠通《温病条辨·上焦篇》治湿温之三仁汤，其组方与此类同，可互参。

酒客外湿与内湿相并治案

计四一 酒客内有湿热，疡脓初愈，精神未复。小暑泛潮，外湿与内湿并合，致伤脾胃之络，便血继以吐血，久延肉消神倦，然脉络之湿蒸热蕴仍在。此病邪为本，虚为标，非补涩药所宜。

茵陈 茯苓皮 厚朴 广皮 海金沙 鸡肫皮 大腹皮 楂肉 砂仁壳（《种福堂公选医案》）

【评议】《内经》有标本缓急之论，本例为酒客湿热内伤脾胃之络，致便血继以吐血，久延肉消神倦，颇似前贤所说的“大实有羸状”，所谓“实”，即“湿蒸热蕴仍在”。当此之时，医者认为“病邪为本，虚为标”，治当祛邪为主，非补涩所宜，故处方用药如斯。此即“邪去正自复”之意。

湿热客气内伏治案

严 两寸脉独搏，不饥不食，上焦气分之阻，时当仲夏，必有湿热客气内伏。

半夏曲 瓜蒌皮 滑石 黄芩 通草 杏仁（《种福堂公选医案》）

【评议】以脉症参合时令节气，断定“必有湿热客邪内伏”而投清化湿热之药，充分体现了中医“天人相应”“人与天地相参”的整体观。

劳倦内伤更感湿热治案

劳倦内伤，更感湿温之邪，脉右大，舌苔黄，身热而口不渴，呕吐黏痰，心烦躁，语言不清，防有变端。

竹叶三钱 川朴二钱 白茯苓三钱 陈皮一钱 白蔻仁一钱 滑石三钱，飞 鲜菖蒲根一杯，捣汁（《南雅堂医案》）

【评议】据其临床症状，辨证为“劳倦内伤，更感湿温之邪”，殆无疑义。惟案中所说“防有变端”，因见“心烦躁，语言不清”，深恐邪陷心包故也。此亦“有病防变”治未病之旨也。

湿邪初犯阳明之表治案

湿邪初犯阳明之表，阳为湿郁，外卫不固，是以汗出恶寒发热，胸痞身重，关节疼，小便不利，邪在肌表，宜用清热渗利之法。

大豆卷二钱 苍术二钱，水泔浸洗 茯苓皮三钱 陈皮一钱（《南雅堂医案》）

【评议】湿热初犯肌表，出现一派卫分症状，治法自当疏解表邪，不可大汗。观其处方，药仅四味，与所述“清热渗利之法”有忤。编者认为若湿偏胜者，宜藿香正气散化裁；热偏胜或湿热并重者，《温病条辨》三仁汤加减最为合辙。

辛香开泄治气分湿热案

湿热内伏，上蒙清阳，发热汗出，口渴仍不引饮，胸痞不知饥，舌苔滑白，脉洪，病在上焦，拟用辛香以开泄气分。

藿梗三钱 桔梗二钱 白蔻仁一钱 枳壳一钱 郁金一钱五分 佩兰叶二钱 石菖蒲二钱 六一散三钱，包煎（《南雅堂医案》）

【评议】本案用药，于湿热客于卫气的证型，颇为适合，堪称规范经典之组方，足资师法。

湿温上阻肺气治案

湿温上阻，肺气不宣，咽痛，足跗微肿，当清理上焦气分，湿行气和，其恙自平。

连翘二钱 飞滑石三钱 竹叶心二钱 射干八分 桔梗二钱 水芦根三钱 水同煎服。（《南雅堂医案》）

开提气分治湿阻上焦案

头胀身痛，胸闷不食，肢疼，小便不利，舌白，湿阻上焦，当开提气分为主。

杏仁二钱（去皮尖） 竹叶二钱 飞滑石三钱 通草二钱 炒半夏一钱 白蔻仁一钱（《南雅堂医案》）

【评议】湿阻上焦证，其病位主要在肺卫，吴鞠通有谓“治上焦如羽（非轻不举）”，试观上列二案，处方轻清灵动，开提气分，与三仁汤有异曲同工之妙。

脾湿胃热相合为病治案

湿邪内伏，郁久化热，面赤口渴，身热胸痞，时有谵语如梦，舌苔黄燥。是太阴之湿与阳明之热合而为病，邪在中焦，当运脾祛湿，清热泄邪为主，方列后。

大豆卷二钱 连翘二钱 神曲二钱 陈皮一钱 川萆薢二钱 飞滑石三钱 水同煎服。（《南雅堂医案》）

【评议】“太阴之湿与阳明之热合而为病”，点出了本例病理症结所在。一般认为，温热病出现谵语，多为邪入心包之征，殊不知邪在阳明，燥热内盛，亦可出现此类症状，陆九芝尝谓“从来神昏，皆属胃家”，这是典型的遵经崇古医家的观点，非议者不少。观此案，仍以清泄气分湿热为主，未用清心开窍之药，值得深思。

分利法治湿热流注下焦案

温为天之气，湿乃地之气，两气相并，其势自张，今病已两旬，身热未解，口渴胸痞，自利不已，小便短涩，湿邪滞于下焦，应用分利一法。

川萆薢三钱 白茯苓三钱 猪苓二钱 飞滑石四钱 神曲二钱 广皮一钱 水同煎服。（《南雅堂医案》）

【评议】湿热滞于下焦，据其病位，自当因势利导，惟渗利湿热，使邪从小便而出，最为合宜。方中萆薢、茯苓、猪苓、滑石即据此而设。吴鞠通茯苓皮汤（茯苓皮、苡仁、猪苓、大腹皮、通草、竹叶）渗利下焦湿热，功效卓著，自可择用。

湿热侵入心营治案

壮热不退，口渴胸痞，心烦神昏，舌绛而焦，斑疹隐约，下复挟热自利，湿热之邪充斥表里三焦，阴阳俱困之候，急清阳明之热，滋液存阴，勉希转机而已。

羚羊角一钱，磨冲　犀角一钱，磨冲　玄参二钱　紫草一钱　生地三钱　连翘二钱　粉丹皮一钱五分　鲜菖蒲二钱（《南雅堂医案》）

【评议】据其症状，湿热之邪已入营血，内陷心包，非轻证也。按常理除清营凉血外，当配合清心开窍之药，而本案仍以“急清阳明之热”为主，这与陆九芝“从来神昏皆属胃家”如出一辙，未用牛黄、紫雪、至宝之类，谅陈修园（有说是《南雅堂医案》作者）系遵经崇古派人物故也。

清暑益气汤治湿热伤中案

长夏暑湿交蒸，中气受伤，身热心烦，口渴胸满，自汗身重，四肢困倦，精神减少，口渴自汗，小便赤涩，脉形虚濡，乃热湿内淫，太阴脾土致伤，今仿东垣法，用清暑益气汤。

黄芪三钱，炙　人参二钱　炒白术三钱　炙甘草八分　苍术二钱，制　麦门冬二钱　葛根一钱　当归身二钱　黄柏一钱五分，酒炒　泽泻一钱五分　神曲一钱　青皮八分，炒　陈皮八分　五味子五分　升麻三分（《南雅堂医案》）

【评议】清暑益气汤有两方，一为李东垣所倡，二为王孟英所制，两者名同而实异。本案治暑热伤气而用前者，似嫌药偏温补，而王氏方由西洋参、西瓜翠衣、莲梗、黄连、石斛、麦冬、竹叶、知母、甘草、粳米组成，功能清暑益气，养阴生津。对照本例症情，当以王氏之清暑益气汤为宜，当然王氏较陈修园晚出，这是后话。

湿热阻于募原治案

湿热阻于募原，寒热往来如热，舌苔滑白，口淡无味，乃邪势流连未解，症虽如疟，岂得同例以治。

草果仁五分 川朴一钱 槟榔二钱 白芍一钱 黄芩一钱 知母一钱 生甘草五分（《南雅堂医案》）

【评议】本案其理法方药，概出自吴又可《温疫论》之达原饮。尽管吴氏极力否定温疫的病因“非风、非寒、非暑、非湿”，但从其所述温疫的临床表现和达原饮的功效来看，与湿热病邪大有关系，本例可供印证。

湿热黄疸余邪未清治案

病经半载未痊，自述饥饱劳倦失度，曾患黄疸，湿热定尚未清，脉形小涩，痰多上涌，食入脘阻，大便不爽，无非湿阻气伤所致，方拟于后。

姜半夏二钱 杏仁二钱，去皮尖 生苡仁三钱 陈皮八分，去白 郁金一钱五分 白茯苓三钱 香豉一钱 姜汁半盏（《南雅堂医案》）

【评议】本例系黄疸病后，湿热余邪未净，脾胃功能未复之证，故以运脾祛湿为法，俾湿去气畅，诸恙可除。编者以为茵陈似不可少，并可佐入麦芽、神曲、山楂等醒胃悦脾之药，则恢复更易。

湿热痢治案

湿热邪伏太阴，气机阻遏，不主健运，久则热郁湿蒸，传道失其常度，蒸为败浊，邪势下注，是以腹痛下痢，脓血腻黏，乃气壅不化，湿热交阻，宜行滞疏气，清热祛湿为主。

川朴二钱 黄芩一钱五分 槟榔一钱五分 木香八分 柴胡八分 葛根一钱 银花一钱 神曲二钱 荆芥炭一钱 陈皮八分（《南雅堂医案》）

【评议】本案为湿热痢，方取《儒门事亲》木香槟榔丸的主药木香、槟榔两药，配合行气消食、清热化湿之品，组方无可非议。若用经方白头翁汤化裁，似更合适。

湿热伤阴内风扇动治案

病已五六日，汗出，热仍未解，头痛不止，手足忽然牵掣，此乃湿热伤营，津液内耗，厥阴风木上升，血不营经故也，拟用熄风和营之法。

羚羊角八分 玄参二钱 白芍药二钱 钩藤二钱 生地三钱 蔓荆子一钱（《南雅堂医案》）

【评议】湿热伤营，津液内耗，肝木失养，内风扇动而出现筋脉牵掣，滋阴息风为不易之法，其处方与《通俗伤寒论》羚羊钩藤汤相仿，洵为恰当。

轻清宣通上焦气分治湿热余邪案

病经数日，胃脘微闷，知饥而不纳食，病已欲解，尚有余邪蒙闭清阳，胃气因而未和，宜取轻清之品，以宣通上焦气分，并须薄味调养，旬日可安。

藿香叶二钱 佩兰叶一钱 冬瓜仁一钱 薄荷叶八分 枇杷叶一钱 鲜竹叶一钱 荷叶一钱 水芦根五寸

上药煎数沸，即倾出温服，勿过煎。（《南雅堂医案》）

【评议】是案处方与《温病条辨》治暑温余邪未净之清络饮（鲜荷叶边、鲜扁豆花、丝瓜皮、鲜竹叶心、西瓜翠衣、鲜金银花），均以轻清之品清理余热，并有祛湿和胃作用，可以互参。

栀子豉汤涌泄法治湿热将蒙心包案

长夏湿热正盛，病初起，即壮热不止，口渴，胃脘烦闷，眼常欲合，时作谵语，乃浊邪蒙闭上焦，肺气不舒，邪将逼入心包之象。经云：高者越之。引邪外出，要非涌泄不为功，徒恃轻清之剂，焉能望其却病，今仿仲景栀豉汤法。

栀子十枚，生用 淡豆豉一钱 桔梗八分 枳壳五分（《南雅堂医案》）

【评议】湿温初起，即见谵语之象，案谓“肺气不舒，邪将逼入心包之象”，这与叶天士所说的“温邪上受，首先犯肺，逆传心包”的病机，有相似之处，但治法迥异，本案用栀子豉汤涌泄法，引邪外出，可谓匠心独运，别开生面。

白虎加苍术汤治湿热案

诊得脉洪大而长，发热口渴，胸痞，自汗不止，肢体沉重，难以转侧，乃太阴之湿与阳明之热合而为病也。

生石膏四钱 知母一钱五分 生甘草八分 白粳米二钱 苍术三钱，米泔浸炒 水同煎服。（《南雅堂医案》）

【评议】脉洪大而长，发热口渴，是典型的阳明经证；胸闷，肢体沉重，为太阴脾湿之象。故药用白虎加苍术汤既化阳明之热，又祛太阴之湿，可谓两全其美。本例当属热重于湿证。

湿热客于气营之交治案

病已经旬，确是温邪挟湿，脉象软而小数，舌苔白腻而边红，斑点隐现而未透发，寐则谵语，寤则神清，呃声时作，病在气营之交，宜清营和卫，理气化浊为主。

犀角七分，磨冲 川连八分，炒 牛蒡子一钱五分 橘红一钱 连翘二钱 通草二钱 柿蒂五枚 淡竹茹三钱 天竺黄一钱 枇杷叶二钱 鲜薄荷八分 半夏两钱，青盐炒 丁香一钱 茅根二钱（《南雅堂医案》）

【评议】温病（包括湿温）传变过程中，“气营两燔”或“气营之交”证较为常见。此证之治，若属热邪入营，气分之邪未净，一般用玉女煎治之，若湿热由气入营，邪在“气营之交”，当清营透气，清化湿热。叶天士尝谓“入营犹可透热转气”。本案处方，即是此意。

湿热弥漫上焦蒙蔽清阳治案

湿热交混，神昏嗜卧，呼之则清，语言了了，舌苔白腻，脉形软数，乃湿热弥漫上焦，肺气不宣，非热陷膻中之象，兼中虚阴弱之体，而患温邪挟湿之证。过用辛燥，反恐涸及真阴，过施消克，又虑伤其中气，若回护其虚，亦有助浊增病之虑，治法最为棘手，兹从肺胃立法，勉拟一方列后。

枇杷叶三钱，去毛 杏仁一钱五分 川贝母钱半 郁金一钱 淡竹茹二钱 冬瓜子一钱 桔梗一钱 橘红八分 沙参二钱 通草八分 旋覆花一钱 代赭石二钱 射干五分 茅根二钱 水同煎服。（《南雅堂医案》）

【评议】本例见症神昏嗜睡，呼之则清，语言了了，貌似邪陷心包，然则舌质不红而苔白腻，显然湿热弥漫上焦，蒙蔽清阳之象，病位仍在于肺，故不能用清心开窍之法，惟宣透上焦湿热为宜。方中用旋覆花、代赭石，谅有噫嗳症状。尤值得留意的是，案语“过于辛燥，反恐涸及真阴；过施消克，又虑伤其中气；若回护其虚，亦有助浊增病之虑”，如此辨治，令人叹为观止。

湿温邪侵心包治案

长夏阴雨潮湿之气，留着经络，发热身痛自利，脉小而缓，湿邪阻遏阳气，是名湿温，热邪潜侵心包，致神识昏蒙，四肢不温。长沙心法，谓湿家大忌发散，汗之则变痉厥，甚有至理，今病虽有手厥阴之见症，不得同伤寒例治。

犀角八分，磨冲 金银花二钱 连翘三钱 玄参二钱 石菖蒲一钱五

分 通草二钱 另吞至宝丸五分。(《南雅堂医案》)

【评议】湿热深入营分，邪陷心包，用清营凉血，开窍醒神，自是正治之法。方中用金银花、连翘，乃遵叶天士“入营犹可透热转气”之意；菖蒲既能化湿，又能芳香开窍；通草渗利湿热，使邪从小便而出。

苦辛寒法治湿热黄疸案

胸脘胀闷，面目肌肤皆黄，脉象弦缓，舌苔白腻，是名湿温。其外因之病，则由雨露潮湿之邪，自上吸受，从肺直达募原，弥漫分布于三焦。至论其内因，则由胃中水谷蕴蒸之气，及痰浊胶腻之物，与外邪两相并混，久则湿聚热郁，于是隧道壅阻，气血窒痹，渐致变为黄色，理固显明易见。今病内外两因皆兼而有之，医者不明病机，混以伤寒表里为例，以无形之邪，而作有形之治，安能望其有效？昔河间治法，必以苦辛寒为主者，良由非苦不足以祛湿，非辛不足以逐秽，非寒不足以胜热故耳。兹特遵之，并拟方列后。

细茵陈三钱 川朴二钱 茯苓皮三钱 飞滑石三钱 半夏曲一钱五分 川通草一钱五分 陈皮八分，炒 白豆蔻一钱 麦门冬三钱 水同煎服。(《南雅堂医案》)

【评议】湿热病证，往往内外因相合而致。本例外感雨露潮湿之邪，内伤痰浊胶腻之物，两者并混，久则湿聚热郁，终成湿温之病。故图治之法，当以祛除湿热为主，宗刘河间苦辛寒法，其处方用药十分精当，足资效仿。

阴虚湿热治案

阴虚湿热，脉无力而面黄，久必肿满。

原生地 炒知母 生白术 茯神 生牡蛎 牡丹皮 炒黄柏 苦参 炒枣仁 泽泻

复诊：脾虚积湿，阴虚遗泄，劳倦内伤所致也。久恐肿满。

大熟地 生白术 怀山药 煅牡蛎 泽泻 制附子 山萸肉 白茯苓 炒黄柏 苦参（《簳山草堂医案》）

【评议】阴虚湿热，用药颇为棘手，滋养阴液，有恐碍湿；清化湿热，又虑伤阴，当此两难之际，全凭医者选药精当，务求两全其美。本案处方似欠合辙，当以名方甘露饮（生地黄、熟地黄、麦冬、天冬、茵陈、石斛、黄芩、枳壳、枇杷叶、甘草）为宜。

湿温不宜用发散取汗例案

汪十全街。

湿温内蕴，有汗身热不退，头痛腰疼，舌苔白垢，胸悗恶心，脉见中部微数，素体阴虚，症非浅小。法宜清解和阴，须惜劳避风为妙。

北沙参三钱 炒山栀一钱 鲜生地五钱 麦冬肉一钱五分 炒黄芩一钱 生薏米三钱 鲜霍斛三钱 枳壳一钱五分，麸炒 川萆薢三钱 鲜佩兰叶三片

又 脉象神情较前大减，惟舌苔渐见黄燥，中宫蕴热未清，故

大便未行，小便短赤，仍宜清利，拟清燥和中法。

北沙参三钱 鲜霍斛三钱 瓜蒌仁二钱 川贝母一钱五分 原生地三钱 炒山栀一钱五分 枳壳一钱五分，麸炒 新会皮一钱 赤茯苓一钱五分 鲜佩兰叶二片

又 脉静身凉，外邪已清，饮食有味，胃气尚不大伤，惟神倦膝软，正气未复，仍宜静养数日，恐其劳复。

西党参三钱 茯苓二钱 炙甘草五分 原生地三钱，酒洗 陈皮白一钱 归身一钱五分，酒洗 大白芍一钱 瓜蒌皮三钱，米炒 鲜佩兰叶二片 五服痊愈。

问：湿温重症，至于有汗不退热，势甚危险，今用清解法数剂而愈，何其速也？曰：湿温与春温同，治宜清疏，不宜发散。盖湿久化热，由内而伤，非若伤寒自外感也。治者概用发散取汗之法，汗即心液也。汗愈多则津液愈亏，内伏之湿邪反滞而不化，热何能退？况此人素质阴虚，汗出营亏，所以头疼、腰痛、胸悗、恶心诸症俱见，渐入险途。急用清解和阴，以救阴液，所谓壮水之主，以制阳光也。故得汗敛热退，舌苔渐见黄燥。再于清利中加蒌、贝以化燥，自然二便通行，湿温内溃，有不脉静身凉者乎？治此症须记湿久化热，在里而不在表便可，不致表散乱投，误人性命矣。（《吴门治验录》）

【评议】本案之问答十分精妙，道出了湿温病不宜用发散取汗之法的真谛。吴鞠通《温病条辨》论湿温有“三禁”之说，即禁汗、禁下、禁润，可以互参。

素质阴亏湿热下积发为腨肿治案

龚闻德桥 五十七岁 脉沉数而涩，素质阴亏，湿热下积，故发为

腨肿。利湿太过，肺气渐伤，不能通调水道，下达膀胱，不但二便艰涩，兼之气逆发喘，左手亦肿，肾囊浮大。症颇棘手，先用清金降气一法，佐以通关丸，以冀气化腑通消肿为幸。但此病最防腹大，若水气上逆，腹胀气喘，便难收拾矣。慎之慎之！

北沙参三钱 原生地三钱 炙黄芪一钱五分 土炒於术一钱五分 茯苓三钱 汉防己三钱 生薏米五钱 甜沉香三分 荷叶梗三尺

煎送通关丸二钱。

又 二便稍通，夜卧气逆少缓，脚与肾囊之肿如故。此症全由脾胃气虚，不能输津液于肺，而肺失司降之故。丹溪治法甚佳，今仿之。

竖劈党参六钱 於术一钱五分，土炒 茯苓三钱 广皮一钱 制半夏一钱五分 桑白皮一钱五分 白芍一钱五分，桂酒炒 宣木瓜一钱，酒炒 桑枝三钱 败笔头一枚，炙灰 送通关丸三钱。

又 脉见关前沉大，关后独沉，寒水下凝而肿，虚阳上逆为咳，此间颇费调停，再用煎丸分治之法，且清上即所以治下也。

竖劈党参六钱 北沙参五钱 广皮一钱 大麦冬一钱五分 桑白皮一钱五分 汉防己三钱 茯苓三钱 生薏米三钱 牛膝一钱，盐水炒

送济生肾气丸三钱。十服愈。

问：水肿一症，《内经》辨之详矣，其发于四肢者，自属土不制水，水逆上泛之故，然虚实不明，往往治之无益。今观前三症，皆不过数剂即愈，请详示之。曰：肿者，钟也，寒热所钟聚也。一阴一阳，固宜辨之无错，至发为肢肿，乃脾家多湿，不能制水，故水聚而从其类也。经云：寒伤形，热伤气，气伤痛，形伤肿。故先痛而后肿者，气伤形也；先肿而后痛者，形伤气也。仲景有石水、风水之分，肾肝之脉并沉为石水，肾肝之脉并浮为风水。然有一身之间，惟面与两足肿，早则面甚，晚则脚甚，经云面肿为风，脚肿为水，乃风湿所致。两臂则又脾而兼肺矣。至一身不肿，惟面独肿，乃气不顺，风壅所致也。胃中有风，亦

致面肿；饮食失节，脾气不调，面目手足亦能浮肿。热肿则脉弦数；风肿则皮肤麻木，游走不定；气肿则皮肤粗厚，四肢削弱，胁腹膨胀；血肿则肿处有红缕赤痕，瘀血停蓄故也。或肿于泻后，或肿于疟后，皆属脾虚湿胜。下部水肿囊湿，足冷气喘者，宜降气利湿；足肿有汗者，宜补气渗湿。孕妇水肿，名曰子肿，宜利水安胎；产后水肿，宜大补气血为主。阴阳既分，虚实无错，对症发药，何治不痊，岂区区前三症之治法耶？（《吴门治验录》）

【评议】脾属土，为制水之脏，脾失健运、水湿内停者当采用健脾利湿之法。方中六君子健脾补气，五皮利水消肿。在健脾的同时佐以木瓜、桑枝、厚朴、腹皮、陈皮、沉香之类，以助化气，避免壅塞之弊。案中设问答一节，对浮肿的病因病机、临床类型和治疗方法等，分析周详，切中肯綮，值得仔细品味。

湿温邪入心营治案

宋 湿温过候，斑疹并见，心胸烦懊，神识模糊。脉数混混而不清，舌心苔干而不腻。湿蕴化热，热渐化燥。气粗短促，目赤耳聋。阴精下亏，风阳上亢，虑其内陷昏痉。拟生津达邪，兼芳香逐秽。

鲜石斛 淡豆豉 竹茹 连翘 橘红 赤苓 天竺黄 黑山栀 菖蒲 郁金 羚羊 陈胆星 牛黄清心丸五分 加：犀黄三厘

复诊 湿温邪在太阴、阳明，湿胜于热，太阴为多；热胜于湿，阳明为甚。日晡烦躁，阳明旺时也。口虽渴，苔仍白腻，乃湿蕴化热，余湿犹滞，气火熏蒸，蒙蔽清窍，故斑疹虽透而神识时糊，脉沉小而数疾，皆邪郁不达之象。倘若热甚风动变劲，便难措手。

半夏 赤苓 鲜石斛 连翘 川连姜汁炒 菖蒲 通草 豆豉 郁金 益元散 竹茹 茅根 黑山栀

渊按：宜参凉膈散缓缓通下，不致下文化燥内陷耳。盖湿温虽不可早下，而热胜挟滞者，不下则热邪挟滞不去，湿邪亦从热化燥化火也。

三诊 湿温旬日，脉数较大于昨，热势较盛于前，所谓数则烦心，大为病进，并非阴转为阳、自内达外之象。舌苔白厚，上罩微灰。面红目赤，阳盛之征；头昏耳聋，阴虚之象；小溲窒塞，气化不及也。当生津以彻热，利窍以化湿，救阴不在肾而在生胃津，去湿不可燥而在通小便。盖汗生于津，津充汗出而热解；小肠为心之府，小便通利，心火降而神清。

羚羊角 赤苓 菖蒲 天竺黄 泽泻 益元散 知母 鲜石斛 通草 竹叶 鲜薄荷根

另用珠子五分，血珀五分，为末，调服。

渊按：名言傥论[1]，勿草草读过。

四诊 湿热郁蒸，如烟如雾，神识沉迷，脉时躁时静，静则神倦若寐，躁则起坐如狂，邪内陷矣。虽便不通，而腹鸣不满，肠胃不实，其粪必溏，未可骤攻下之。大凡温邪时症，验舌为先。今尖苔白，上罩微霉，邪在营气之交。叶氏云：邪乍入营，犹可透热，仍转气分而解，如犀、羚、元、翘等是也。从此立方，参以芳香宣窍。

犀角 羚羊角 鲜石斛 天竺黄 元参 连翘 益元散 赤苓 竹茹 至宝丹一粒

五诊 前方加鲜地、瓜蒌仁、枳实。

---

① 傥（tǎng）论：堂皇正大的言论。

六诊 舌黑而干，湿已化燥；频转屎气，脘腹按痛，邪聚阳明，肠胃已实，当商通腑。但小便自遗，肾气虚也。正虚邪实，津枯火炽，惟有泻南补北，勉进黄龙汤法。

鲜地 人参 生大黄 元参 元明粉 菖蒲 天竺黄 连翘 竹叶 甘蔗汁代水煎药

渊按：蔗汁生饮最妙。代水煎药，不但腻膈，且失凉润之性矣。

七诊 下后舌黑稍退，而脉反洪大，神识仍昏，阳明火旺也。清阳明燔灼之火，救少阴涸竭之阴，用景岳玉女煎。

鲜地 元参 鲜斛 知母 天竺黄 麦冬 石膏 竹叶 芦根 蔗汁一杯，冲

八诊 津回舌润，固属休征；风动头摇，仍为忌款。温邪虽退，元气大虚，虚风上扰不息，又防眩晕厥脱。今当扶正息风，参以生津和胃。

生洋参 钩钩 天麻 茯神 制半夏 石决明 秫米 陈皮 麦冬 竹茹 甘蔗皮

渊按：热滞虽从下而松，肝家阴液早为燥火所伤，故见证如此，迟下之累也。（《王旭高临证医案》）

【评议】本案对湿温的辨治，议论精当，治法妥帖，尤其是案语中多有“名言傥论”，如“湿温邪在太阴、阳明，湿胜于热，太阴居多；热胜于湿，阳明为甚”，对照本例症状和治法，当属热胜于湿。又说：“生津以彻热，利窍以化湿，救阴不在肾而在生胃津，去湿不可燥而在通小便”，实为医者南针。再如“大凡温邪时症，验舌为先”，对临床诊断很有指导作用。如是佳案，切勿草草读过。

湿热痰火致类中治案

某 劳碌伤气，肝风阳气弛张，肥体气虚，湿热痰火扰动。忽然瞌睡，几乎跌仆，舌强言漫，右偏肢痹。此属偏中，犹幸神识尚清，痰涎未涌，或可图幸。治以息风化痰，安神清火，冀其得效为妙。

羚羊 决明 天麻 天竺黄 茯神 菖蒲 川贝 胆星 半夏 橘红 嫩钩 竹沥 淡姜汁（《王旭高临证医案》）

【评议】肝风肝阳弛张，湿热痰火扰动而致偏中，证情不轻，所幸神识尚清，痰涎未涌，病在经络尚未入脏可知，故以息风化痰，安神清火为治，适合于类中实多虚少之证。

阳水湿热实证治案

杜 风水相搏，一身暴肿，上则咳嗽，喉有痰声，下则溏泄，小便不利。发汗而利小便，是其大法。计不出此，迁延匝月，节近清明，天气温暖，肺胃久蕴之风，从中暗化为热，反服肾气汤方，意欲通阳化水，阳未通而阴先劫，水未化而火反起矣。于是舌燥唇焦齿黑，心烦囊缩，胸腹肤红，危险之象，已造极中之极。勉拟清肃肺胃，存阴泄热，以冀转机为幸。

生石膏 杏仁 通草 茯苓皮 豆豉 北沙参 麦冬 川贝 丹皮 芦根 鲜薄荷根

绿豆汤代水。

复诊 肺得热而不降，肝有火而上升，胃居于中，受肝火之冲激，欲降不能而反上逆，由是呕吐不纳矣。昨用清金以通决渎，幸水道已通，高原得清肃之令。然中焦格拒，艮阳[1]失游溢之权，似宜转运其中。但肝火炽甚，徒运其中无益也。当清肝之亢，以衰木火之威，胃不受肝之克，而中气得和，则呕可以宁矣。

川连姜汁炒 黄芩姜汁炒 半夏 泽泻 陈皮 黑山栀 竹茹姜汁炒 茯苓皮 川贝 芦根 枇杷叶

当归龙荟丸三钱，绿豆生姜汤送下。（《王旭高临证医案》）

渊按：风水坏证也。两方应变俱佳。

【评议】水肿病有阳水、阴水之分，虚证、实证之别。阳水宜宣通，阴水宜温补；实证宜祛邪，虚证宜扶正。此为治疗水肿之大法，但在具体应用中，还须根据患者体质的差异、脏腑间的相互影响等情况，进行辨证论治，才能达到预期效果。本案为阳水，湿热实证明显，应以外散内利，分解湿热。如误作阴水虚证而用肾气丸，则变证丛生，故先予清肺养阴疏通，再予泻肝宣肺利湿为治。

伏邪湿热内蕴太阴阳明治案

范 伏邪湿热，内蕴太阴阳明。身热腹满，面浮足肿，两膝酸痛，小便短少。拟通经络以解表，燥湿热以清里。

羌独活 防风 川朴 陈皮 大腹皮 苡仁 柴胡 前胡 泽泻 赤苓

渊按：湿热作胀，病在太阴阳明脾胃，从败毒散加减，以分疏其内伏之邪。既有身热，宜佐苦寒一二味泄之，所谓苦辛通降，甘淡分利之法也。（《王旭高临证医案》）

---

① 艮阳：艮，八卦之一，代表北方。艮阳，此处指肾阳。

【评议】阳明为水谷之海，太阴为湿土之脏，故湿热多阳明太阴受病，诚如薛生白所谓“太阴内伤，湿饮停聚，客邪再至，内外相引，故病湿热”。案中所云解表者，非解太阳之表，乃解太阴阳明之表。而太阴之表为四肢，阳明之表为肌肉。故以羌独活、防风、川朴、陈皮等祛风解肌除湿，大腹皮、苡仁、泽泻、赤苓等渗湿利水，再加柴胡、前胡疏散外邪。

分泄三焦治湿温案

某 久病元气未复，又感湿温，已愈旬日。解表、疏中、通下之药，皆已服过。现脉仍数，舌白腻。头汗多，身热不解，咳嗽不扬，小溲不爽。且以分泄三焦，再看转机。

豆卷 杏仁 赤苓 腹皮 川朴 桔梗 蒌皮 苏梗 泽泻 滑石 通草（《王旭高临证医案》）

【评议】所谓“分泄三焦”，即宣上、运中、渗下。此乃治湿热病的三个主要方法。试观处方，豆卷、杏仁、桔梗、蒌皮、苏梗，宣上者是也；川朴、腹皮，运中者是也；赤苓、泽泻、滑石、通草，渗下者是也。究其学术经验，实导源于叶天士《温热论》湿热留恋三焦的证治：“再论气病有不传血分，而邪留三焦，亦如伤寒中少阳病也。彼则和解表里之半，此则分消上下之势，随证变法，如近时杏、朴、苓等类，或如温胆汤之走泄。因其仍在气分，犹可望其战汗之门户，转疟之机括。”

宣通三焦法治暑湿误用阴柔致喘满案

庚寅六月廿一日 吴 二十岁 暑兼湿热，暑湿不比春温之但热无湿，可用酸甘化阴、咸以补肾等法，且无形无质之邪热，每借有形有质之湿邪以为依附。此症一月有余，佥用大剂纯柔补阴退热法，热总未减，而中宫痞塞，得食则痛胀，非抹不可，显系暑中之湿邪蟠踞不解，再得柔腻胶固之阴药与邪相搏，业已喘满，势甚重大。勉与宣通三焦法，仍以肺气为主。盖肺主化气，气化则湿热俱化。六脉弦细而沉洪。

苡仁五钱 生石膏二两 厚朴三钱 杏仁四钱 云苓皮五钱 青蒿二钱 连翘三钱 藿香梗三钱 白蔻仁一钱五分 银花三钱 鲜荷叶边一片

煮四杯，分四次服。两帖。

廿三日 暑湿误用阴柔药，致月余热不退，胸膈痞闷。前与通宣三焦，今日热减，脉已减，但痞满如故，喘仍未定，舌有白苔，犹为棘手。

生石膏一两 厚朴三钱 藿香梗三钱 飞滑石四钱 连翘三钱 小枳实二钱 云苓皮三钱 广皮三钱 白蔻仁二钱 生苡仁五钱

煮三杯，分三次服。二帖。

廿五日 热退喘减，脉已稍平，惟仍痞，且泄泻，皆阴柔之累，姑行湿止泻。

滑石五钱 姜半夏三钱 黄芩炒，二钱 猪苓三钱 云苓皮五钱 广郁金二钱 泽泻三钱 藿香梗三钱 通草一钱 苡仁五钱

煮三杯，分三次服。

廿七日 喘止，胸痞亦开，热虽减而未退，泻未止。

生石膏一两 泽泻三钱 姜半夏五钱 飞滑石六钱 黄芩三钱 藿香梗三钱 云苓皮六钱

煮三杯，分三次服。二帖。

廿十九日 诸症俱减，惟微热，大便溏，调理饮食为要。

云苓块连皮，五钱 猪苓三钱 藿香梗三钱 生苡仁五钱 泽泻三钱 炒黄芩三钱 姜半夏三钱 苏梗二钱 白蔻仁一钱 杏仁泥二钱

煮三杯，分三次服。四帖。（《吴鞠通医案》）

【评议】暑湿误用阴柔之品，致湿热胶固，病情久延，吴氏始终以分消湿热为治，方用三仁汤、藿朴夏苓汤之类化裁，遂获良效。案云："盖肺主化气，气化则湿热俱化。"这是吴氏治疗湿温的大旨，也是制定三仁汤、加减正气散等方剂的理论依据。实践证明，此类方剂治疗湿温、暑湿等病邪阻滞三焦，每有卓效。特别是三仁汤，现代扩大其应用范围，诸如由湿热引起的低热、黄疸型肝炎、急性肾炎、尿路感染等病症，用之每多奏效。

苦辛寒法治湿热黄疸案

初十日 某 六脉俱弦而细，左手沉取数而有力，面色淡黄，目白睛黄。自春分午后身热，至今不愈。曾经大泻后，身软不渴，现在虽不泄泻，大便久未成条，午前小便清，午后小便赤浊。与湿中生热之苦辛寒法。

飞滑石六钱 茵陈四钱 苍术炭三钱 云苓皮五钱 杏仁三钱 晚蚕沙三钱 生苡仁五钱 黄芩二钱 白通草一钱五分 海金沙四钱 川连一钱

煮三碗，分三次服。十三日 于前方内去苍术炭，加石膏，增黄连、黄芩。（《吴鞠通医案》）

【评议】本例症见身热，面目发黄，便溏，小便赤浊，显系湿热蕴结而引起的黄疸病，故以清利湿热为主，是为正治之法。

湿热兼浊湿病情深重治案

壬戌五月初三日 谢 三十四岁 酒客，脉象模糊，苔如积粉，胸中郁闷，病势十分深重。再舌苔刮白，大便昼夜十数下，不惟温热，且兼浊湿，岂伤寒六经药可治。

按吴又可之《温疫论》不用黄连，恣用大黄。余于温热、瘟疫，不敢恣用大黄，因温病以保律液为主，数下亡阴故也。更有一类阴虚之人，如产后、病后、老年，虽一次不可用下者，并不敢轻用黄连。又可之不用黄连，为其守而不走；余之不用黄连，恐其苦先人心而化燥也。此证，酒家湿重，正取其燥，每剂用之。

连心连翘钱半 滑石三钱 广郁金二钱 银花二钱 藿香二钱 生苡仁三钱 杏仁三钱 古勇黄连钱半 香豆豉二钱 薄荷一钱

今晚一帖，明早一帖。

初四日 温病始终以护阴液为主，不比伤寒以通阳气为主者。

连翘三钱 黄芩二钱 桑叶三钱 甘草八分 连心麦冬五钱 银花三钱 薄荷一钱 香豆豉二钱 真雅连二钱 滑石三钱

今晚一帖，明早一帖。

初五日 旧苔已退，新苔又出，邪之所藏者尚多。脉象之模糊较前日已觉稍微分明。

连翘三钱 麦冬四钱 白通草八分 银花三钱 薄荷八分 天花粉三钱 桑叶二钱 滑石三钱 黄芩二钱 杏仁三钱 藿香叶八分 真雅连二钱 鲜芦根三钱

今晚二帖，明早二帖。

初六日 脉洪，舌滑而中心颜色灰黑，余皆刮白，湿中秽浊，须重用芳香。

连翘三钱 荷叶边二钱 豆豉三钱 银花二钱 通草钱半 郁金三钱 薄

荷一钱 滑石五钱 藿香三钱 黄芩二钱 芦根五钱 古勇黄连三钱

今晚一帖，明早一帖。

初七日 温病已有凉汗，但脉尚数，而协热下利不止。议用白头翁汤法。

白头翁五钱 生白芍二钱 秦皮三钱 黄芩三钱 古勇黄连三钱

初八日 热邪虽退，而脉仍未静，尚有余热未清。大泄十余日，大汗一昼夜，津液丧亡已多，不可强责小便。再胃之上脘痛，有责之阳衰者，有责之痰饮者，有责之液伤者。兹当热邪大伤津液之后，脉尚未静，犹然自觉痰黏，断不得作阳衰论。且阳衰胸痹之痛，不必咽津而后痛也。与甘苦合化阴气法，既可以保胃汁，又可以蓄水之上源，得天水循环，水天一气，自然流畅。

连心麦冬六钱 炙草三钱 大生地五钱 火麻仁三钱 生牡蛎五钱 黄连一钱 炒黄芩一钱 沙参三钱 象贝母二钱

煮成三碗，三次服。渣再煮一碗，明早服。

初九日 即于前方内加丹皮三钱，赤芍三钱。

初十日 肺脉独大，仍渴思凉。

连翘三钱 知母二钱 银花三钱 桑叶三钱 黄芩二钱 杏仁三钱 生甘草一钱 煅石膏三钱

今晚一帖，明早一帖。

十一日 左关独大，仍喜凉物，余热未清，小便赤，用苦甘法。

黄连一钱 知母二钱 黄芩二钱 生草一钱 丹皮五钱 细生地二钱 桑叶三钱 赤芍二钱 木通二钱 麦冬二钱

今晚一帖，明早一帖。（《吴鞠通医案》）

【评议】本例舌苔白如积粉，与吴又可《温疫论》所述的瘟疫病证极为相似。但又可认为“温疫之为病，非风、非寒、非暑、非温，乃天地间别有一种异气所感”。而吴鞠通并不否定“六淫”致疫，如本例即诊其为温热兼夹湿浊为患。后世医家多认为吴又可将“疠气”作为疫病的病因，这是医学进步的表现，但疠气当有不同性质，不能一概而论。故不少医家将吴又可所述之瘟疫称为“湿热疫”，余师愚《疫疹一得》所述之疫为“暑热疫”，此外还有“寒疫”等，这样区分，更有利于辨证求因，审因论治。

案中对大黄、黄连的应用道出与又可的不同点，其实两者经验有异，各有发挥，可以互参。此外，案中强调“温病始终以护阴液为主”，体现了吴鞠通治温的学术思想。

湿温传变药随证转治案

王　三十三岁　壬戌四月二十二日　证似温热，但心下两胁俱胀，舌白，渴不多饮，呕恶嗳气，则非温热而从湿温例矣。用生姜泻心汤之苦辛通降法。

生姜一两　干姜五钱　茯苓六钱　生薏仁五钱　半夏八钱　黄芩三钱，炒　黄连三钱　生香附五钱

水八碗，煮三茶杯，分三次服。约二时服一次。二煎用水三杯，煎一茶杯，明早服。

二十三日　心下阴霾已退，湿已转阳，应清气分之湿热。

连翘五钱　杏泥仁三钱　银花五钱　藿梗三钱　芦根五寸　滑石五钱　熟石膏五钱　黄芩炭三钱　郁金三钱　黄连二钱

水八碗，煎三碗，分三次服。渣再煮一碗服。

二十四日　斑疹已现，气血两燔，用玉女煎合犀角地黄汤法。

生石膏两半　牛蒡子六钱　知母四钱　元参八钱　银花一两　薄荷三钱　连翘一两　细生地六钱　犀角三钱　桔梗四钱　黄芩四钱，炒　人中黄一钱

二十五日　面赤，舌黄大渴，脉沉肢厥，十日不大便，转矢

气，谵语，下证也。小承气汤。

生大黄八钱　枳实五钱　厚朴四钱

水八碗，煮三碗，先服一碗，约三时得大便，止后服；不便再服第二碗。

又大便后，宜护津液，议增液法。

麦冬一两，连心　连翘三钱　细生地一两　银花三钱　元参三钱　甘草二钱，炒

煮三杯，分三次服。能寐不必服。

二十六日　陷下之余邪不清，仍思凉饮，舌黄微，以调胃承气汤小和之。

生大黄二钱　元明粉八分　生甘草一钱

二十七日　昨日虽大解而不爽，脉犹沉而有力，身热不退而微厥，渴甚面赤，犹宜微和之，但恐犯数下之戒，议增液承气，合玉女煎法。

生石膏八钱　知母四钱　黄芩三钱　生大黄三钱，另煎，分为三份，每次冲一分服

煮成三碗，分三次服。若大便稀而不结不黑，后服勿冲大黄。

二十八日　大便虽不甚爽，今日脉浮不可下，渴思凉饮，气分热也；口中味甘，脾热甚也。议用气血两燔例之玉女煎，加苦药以清脾瘅。

生石膏三两　黄连三钱　元参六钱　麦冬一两　细生地一两　知母三钱　黄芩六钱

煮四碗，分四次服。得凉汗，止后服，不渴，止后服。

二十九日　大用辛凉，微合苦寒，斑疹续出如许，身热退其大半，不得再用辛凉重剂，议甘寒合化阴气加辛凉，以清斑疹。

连翘三钱　元参四钱　细生地五钱　银花三钱　黄芩三钱　花粉三钱　黄连二钱　薄荷一钱　麦冬五钱　犀角三钱

煮三碗，三次服。渣再煮一碗服。

大热虽减，余焰尚存，口甘弄舌，面光赤色未除，犹宜甘寒苦寒合法。

连翘三钱 细生地六钱 黄芩三钱 丹皮三钱 元参四钱 黄连二钱 麦冬五钱 银花三钱

水八碗，煮三碗，分三次服。

初二日 于前方内加：

犀角二钱 知母钱半

初三日 邪少虚多，宜用复脉去桂、枣，以其人本系酒客，再去甘草之重甘，加二甲、丹皮、黄芩。

此甘润化液，复微苦化阴，又苦甘咸寒法。

初四日 尚有余邪未尽，以甘苦合化入阴搜邪法。

元参二两 黄芩二钱 麦冬八钱 知母二钱 细生地六钱 生鳖甲八钱 银花三钱 丹皮五钱 连翘三钱 青蒿一钱

头煎三茶碗，二煎一茶碗，分四次服。（《吴鞠通医案》）

【评议】本例湿温患者，吴氏根据其病情变化，先后运用生姜泻心汤、玉女煎、犀角地黄汤、承气汤、复脉汤诸方。这里值得注意的是，吴氏治疗温病（含湿温），极为重视养阴生津，诚如他自己所说：温病“始终以救阴精为主”。同时，也可以看出，吴氏治湿温虽有“三禁”之说：“汗之则神昏耳聋，甚则目瞑不欲言，下之则洞泄，润之则病深不解”，但在实际应用时，仍以临床症状为据，不应执于此说。即从本例来看，因为湿温亦可出现阳明腑实证，也可化燥伤阴，只要对证，下法和润法用之未尝不可，所谓“有是证即用是药”是也。

伏暑内发新凉外加治案

壬戌八月十六日　周　十四岁　伏暑内发，新凉外加。脉右大左弦，身热如烙，无汗，吐胶痰，舌苔满黄，不宜再见泄泻。不渴，腹胀，少腹痛，是谓阴阳并病，两太阴互争，难治之症。议先清上焦湿热，盖气化湿热亦化也。

飞滑石三钱　连翘二钱　象贝母一钱　杏仁泥一钱五分　银花二钱　白通草一钱　老厚朴二钱　芦根二钱　鲜梨皮二钱　生苡仁一钱五分　竹叶一钱

今晚一帖，明早一帖。

十七日　案仍前。

飞滑石三钱　连翘二钱　鲜梨皮钱半　杏仁泥一钱五分　冬桑叶一钱　银花二钱　老厚朴一钱五分　薄荷八分　扁豆皮二钱　苦桔梗一钱五分　芦根二钱　荷叶边一钱五分　炒知母一钱五分

午一帖，晚一帖，明早一帖。

十八日　两与清上焦，热已减其半，手心热甚于手背，谓之里热，舌苔红黄而厚，为实热。宜宣之，用苦辛寒法。再按：暑必夹湿，腹中按之痛胀，故不得不暂用苦燥法。

杏仁泥三钱　木通二钱　真山连姜汁炒黄，一钱五分　广木香一钱　黄芩炭一钱　厚朴一钱五分　小茴香炒黑，一钱五分　瓜蒌连皮仁，八分　炒知母一钱五分　小枳实打碎，一钱五分　槟榔八分　广皮炭一钱

煮二杯，分二次服。

十九日　腹之痛胀俱减，舌苔干燥黄黑，肉色绛，呛咳痰黏。幼童阴气未坚，当与存阴退热。

麦冬不去心，六钱　煅石膏四钱　丹皮五钱　沙参三钱　细生地四钱　杏仁三钱　元参五钱　炒知母二钱　蛤粉三钱　犀角二钱　生甘草一钱

煮三杯，分三次服。

二十日　津液稍回，潮热，因宿粪未除，夜间透汗，因邪气还

表，右脉仍然浮大，未可下，宜保津液，护火克肺金之嗽。

细生地六钱 元参六钱 霍石斛三钱 焦白芍四钱 麦冬六钱 柏子霜三钱 煅石膏三钱 沙参三钱 牡蛎粉一钱五分 杏仁泥二钱 犀角一钱

煮三杯，陆续服。

廿一日 诸症悉解，小有潮热，舌绛苔黑，深入血分之热未尽除也，用育阴法。

沙参三钱 大生地五钱 牡蛎三钱 麦冬不去心，六钱 焦白芍四钱 丹皮三钱 天冬一钱五分 柏子霜三钱 甘草炙，二钱

头煎二杯，二煎一杯，分三次服。

廿二日 津液消亡，舌黑干刺，用复脉法。

大生地六钱 麦冬不去心，六钱 柏子霜四钱 炒白芍六钱 丹皮四钱 火麻仁三钱 生鳖甲六钱 阿胶冲，三钱 炙甘草三钱 生牡蛎四钱

头煎三杯，今日服；二煎一杯，明早服。

廿三日 右脉仍数，余邪陷入肺中，咳甚痰艰，议甘润兼宣凉肺气。

麦冬不去心，一两 细生地五钱 象贝三钱 沙参三钱 杏仁泥三钱 冬桑叶三钱 玉竹三钱 苦桔梗三钱 甘草三钱 丹皮二钱 茶菊花三钱 梨皮三钱

一帖药分二次煎，每煎两茶杯，共分四次服。

廿四日 舌黑苔退，脉仍数，仍咳，腹中微胀。

细生地五钱 麦冬不去心，五钱 藿香梗二钱 茯苓块三钱 沙参三钱 广郁金一钱五分 杏仁泥三钱 丹皮三钱 生扁豆三钱 苦桔梗三钱 象贝二钱

煮三杯，渣再煎一杯，分四次服。

廿五日 昨晚得黑粪若许，潮热退，唇舌仍绛。热之所过，其阴必伤，与复脉法复其阴。

大生地八钱 麦冬不去心，一两 火麻仁三钱 炒白芍六钱 沙参三钱 真阿胶冲，二钱 生鳖甲五钱 元参三钱 炙甘草三钱 生牡蛎粉五钱 丹皮三钱

水八杯，煮成三碗，分三次服。渣再煮一碗，明午服。

廿六日 又得宿粪若许，邪气已退八九，但正阴虚耳，故不欲食，晚间干咳无痰。

大生地八钱 麦冬不去心，六钱 火麻仁三钱 生白芍五钱 天冬二钱 牡蛎粉三钱 北沙参三钱 阿胶冲，三钱 炙甘草三钱

煮三杯，分三次服。外用梨汁、荸荠汁、藕汁各一黄酒杯，重汤炖温频服。

廿七日 热伤津液，大便燥，微有潮热，干咳舌赤，用甘润法。

细生地五钱 元参六钱 知母炒黑，二钱 火麻仁三钱 麦冬不去心，六钱 阿胶二钱 郁李仁二钱 沙参三钱 梨汁一杯，冲 荸荠汁一杯，冲

煮三杯，分三次服。

廿八日 伏暑内溃，续出白痦若许，脉较前恰稍和，第二次舌苔未化，不大便。

麦冬不去心，六钱 大生地五钱 元参三钱 沙参三钱 牛蒡子炒，研细，三钱 阿胶一钱五分 连翘连心，二钱 生甘草一钱 麻仁三钱 银花炒，二钱

煮三杯，分三次服。服此，晚间大便。

九月初四日 潮热复作，四日不大便，燥粪复聚，与增液承气汤微和之。

元参五钱 细生地五钱 麦冬五钱 炙甘草一钱 生大黄二钱

煮二杯，分二次服。服此，得黑燥粪若许，而潮热退，脉静。以后与养阴收功。（《吴鞠通医案》）

【评议】伏暑乃暑令感受暑湿，至秋后而发的一种温病，从病因学角度来分析，也是属于湿热性质一类外感热病。因本病邪气深伏，不易透达，故病情缠绵，反复多变，犹如抽蕉剥茧，层出不穷。本例暑湿内蕴，新凉外加，一至二诊用清宣肺气，透达伏邪治疗后，热已减半，然舌见红绛，阴液之伤，盖亦甚矣，且内蕴之暑热和肺中之痰热尚未廓清，呈现本虚标实之象，故以后数诊，悉以存阴退热为法，或滋阴寓清润肺金，或养液兼通腑泄

热，终得热退脉静而安。值得注意的是，案中所用滋阴之药，皆为增液、复脉之类，对于暑湿蕴伏之证，用之过早，恐有滞邪透达之虑，须细加辨证，谨慎行之。

伏暑治案

乙酉九月十八日　陶　五十八岁　伏暑遏新凉而发，舌苔晄白，上加灰黑，六脉不浮不沉而数，误与发表，胸痞不食，此危证也。何以云危？盖四时杂感，又加一层肾虚，又加一层肝郁，又加一层误治，又加一层酒客中虚，何以克当？勉与河间之苦辛寒法，一以通宣三焦，而以肺气为主，望其气化而湿热俱化也。

飞滑石五钱　杏仁四钱　藿香叶三钱　姜半夏五钱　苡仁五钱　广郁金三钱　云苓皮五钱　黄芩三钱　真雅连一钱　白蔻仁三钱　广皮三钱　白通草一钱五分

煮三碗，分三次服。

廿三日　舌之灰苔化黄，滑而不燥，唇赤颧赤，脉之弦者化为滑数，是湿与热俱重也。

滑石一两　云苓皮六钱　杏仁五钱　苡仁六钱　黄柏炭四钱　雅连二钱　半夏五钱　白蔻仁三钱　木通三钱　茵陈五钱

煮三碗，分三次服。

廿六日　伏暑舌灰者化黄，兹黄虽退，而白滑未除，当退苦药，加辛药，脉滑甚，重加化痰，小心复感为要。

滑石一两　云苓皮五钱　郁金三钱　杏仁五钱　小枳实三钱　蔻仁三钱　半夏一两　黄柏炭三钱　广皮三钱　苡仁五钱　藿香梗三钱

煮三碗，分三次服。

十月初二日　伏暑虽退，舌之白滑未化，是暑中之伏湿尚存也，小心饮食要紧。脉之滑大者已减，是暑中之热去也。无奈太小而不甚流利，是阳气未充，不能化湿，重于辛温，助阳气，化湿气，以舌苔黄为度。

半夏六钱 白蔻仁研冲，三钱 木通二钱 杏仁五钱 益智仁三钱 广皮三钱 苡仁五钱 川椒炭三钱 干姜三钱

煮三碗，分三次服。

初六日 伏暑之外感者，因大汗而退，舌白滑苔究未化黄，前方用刚燥，苔未尽除，务要小心饮食，毋使脾困。

杏仁泥四钱 煨草果八分 川椒炭三钱 姜半夏五钱 苍术炭三钱 益智仁三钱 茯苓皮五钱 老厚朴二钱 白蔻仁三钱 生苡仁五钱 广皮炭五钱 神曲炭三钱

煮三碗，分三次服。（《吴鞠通医案》）

【评议】叶天士尝云："吾吴湿邪害人最广，如面色白者，须要顾其阳气，湿胜则阳微也，法应清凉，然到十分之六七，即不可过于寒凉，恐成功反弃，何以故耶？湿热一去，阳亦衰微也。"这种根据患者体质而斟酌用药，无疑是辨证施治的重要内容之一。本例暑湿为患，前三诊因湿热俱重，均以宣通三焦，化气利湿为治，方用三仁汤化裁，芩、连、黄柏亦所不避。至第四诊，暑热退而舌呈白滑，且其人脾肾素虚，于是立法处方不能不考虑"阳气未充，不能化湿"，遂改投辛温助阳化湿，其间用药之变换，缘因邪随体质变化故也。

湿热滞于中上焦治案

族某 邪从口入，呕渴恶热，舌腻脘痞，温从湿化。宜与开泄中上，豆豉、蒌霜、通草、半夏、薏苡、赤苓、竹茹、枳壳、

郁金汁冲、芦根煎汤，一啜汗津津而愈。同时李某症同，但溺涩痛。前方加灯心、车前穗，亦一剂愈。此湿滞中上焦，治从透渗得解者。（《类证治裁》）

【评议】本案湿温客于上中二焦，故宜“开泄中上”。另案因溺涩痛，表明下焦亦有邪滞，是以加用渗下之品。总之，湿热侵入人体而为病，治法须“给邪以出路”，宣上、疏中、渗下，为不易之法门。

分利湿热治案

王　夏至前骤暍，邪从吸入踞募原，热渴引饮，中脘格拒，热蒸湿腾，呕闷午烦，舌腻白，脉数溺浑，是湿胜也。治先渗湿于热下，则热势孤矣。用藿梗、佩兰以逐秽，通草、滑石、芦根以驱湿，栝蒌、贝母以涤痰，羚羊角、山栀、牡丹皮以清胆火，鲜生地、连翘、麦门冬以泻心火。日再服，汗出溺清，呕闷除，热渴减。然脉仍疾数，两寸大，时烦不寐，是欲发疹也，明晨疹出，舌苔转黄，是热胜也。治在透热于湿外，则湿不升矣。原方去藿、兰、通草、滑石、芦根、羚羊等，加黄芩、梨汁以清肺，牛蒡、金银花、连翘、赤芍药以透疹，青蒿、石斛、知母、沙参以退热生津。二三服汗彻脉匀，舌黄退，日用大麦仁粥热啜，阴复全瘳。此分利湿热，清凉疹毒得解者。（《类证治裁》）

【评议】叶天士尝谓：“夹湿加芦根、滑石之流，或透风于热外，或渗湿于热下，不与热相抟，势必孤矣。”此乃治湿热病证的经典名句，本例即循此而治。至于疹出改用凉营透疹，亦是正治之法，故病乃获瘳。

湿热弥漫三焦治用透解案

族女 热症，脉缓而濡，湿甚于热，头晕目瞑，唇瘔齿燥，胸腹满痛，湿蒸为热，小溲赤涩。三焦皆邪势弥漫，况疹现肢厥，急须透解，勿使热酿湿痰，蒙蔽膻中，致成内闭危症。所用枳、朴，堕损胎元，柴、葛乃伤寒足经药，与三焦无涉，医不中款，焉望获效。通草、豆豉、羚羊角、蒌霜、麦门冬、连翘、牛蒡、山栀、赤苓、灯心、鲜芦根。二服热势退，手足和，去通草、香豉、羚羊、连翘、蒡、栀，加鲜生地、鲜石斛、沙参、象贝、黄芩，以防热邪内陷，兼以护胎。数服汗解而愈。（《类证治裁》）

【评议】湿热弥漫三焦，前医用药有误，以致胎元损伤，化燥伤阴，症情有增无减。林珮琴（《类证治裁》作者）以透渗湿热治法，迅即获效，继用养阴护胎善后，病遂痊愈。《伤寒论》有云："一逆尚引日，再逆促命期"，本例若一误再误，祸不旋踵，所幸后医救治得法，未造成"内闭危症"。观其遣药，祛邪轻清可喜，养阴甘寒凉润，乃继承了温病学派叶天士、吴鞠通诸大家的用药特色。

透湿于热治湿甚于热案

族弟 嗜酒蕴湿，又醉渴饮冷，寒热挟旬，口干舌腻，呕恶胸闷，跗冷便泻，脉濡数，湿甚于热，医混称温疟。屡用芩、膏、生地，湿愈搏结。宜轻透湿于热外，毋令互相煽炽，病可立除。

通草、枳壳、半夏、赤苓、车前、石斛、薏苡仁、麦门冬、灯心、花粉、芦根。日再服，汗彻热退，泻止足和，但微嗽。去枳壳、车前、芦根，加杏仁、象贝，更适。粥饮既进，脾阳未醒，间或腹痛。用广皮、砂仁、茯苓、薏苡仁、半夏曲、生白术、枳椇子。又数剂痊愈。（《类证治裁》）

【评议】嗜酒生湿，人所共知。本例口干舌腻，呕恶胸闷，便泻，脉濡数，湿甚于热之证显然。此时轻透湿热犹恐不及，怎能以芩、膏、生地寒凉滋腻之品阻遏湿热？林氏深明其理，改投轻清透热、淡渗利湿，略佐甘凉生津之品，日再服，即获转机。

湿热疫早投滋腻致邪热深陷入营治案

贡氏妹时疫秋发，传染必深，初起寒热，耳后结核，头眩胫冷，疹出便泻，宜从少阳透热泄湿，表里分解。医虑其体素阴虚，早投阿胶、熟地、鸡子黄滋腻，致壅气分之邪，脉来沉数，热势深陷，必难汗解，姑用清里彻热法，黄芩、羚羊角、人中黄、栀皮、连翘、滑石、通草、灯心。日再服，头汗齐颈，热犹蒸湿，思欲清扫弥漫，虽核消疹退，泻止胫温，而舌心已干，邪劫胃液，随用鲜地黄、石斛、麦门冬、沙参、花粉、白芦根。舌已强，光燥无津，脉更促数，用透营滋液，犀角尖磨汁、鲜地黄、藕汁、天门冬、西瓜翠衣、芦根、淡竹叶、栀心、知母。舌犹干黑而缩，目瞑多睡，三焦受邪，幸前药沁透心包，膻中不为热痰蒸蔽，然机窍不灵，仍用昨犀角方，加水甜梨肉二服，即以梨片安舌上，咀其凉润，越宿，舌津黑蜕，汗出热解。（《类证治裁》）

【评议】本例系湿热疫病。吴鞠通《温病条辨》对湿温病的治疗有“三禁”之说，谓“汗之则神昏耳聋，甚则目瞑不欲言；下则之洞泄；润之则病深不解。”该患者由于早投阿胶、熟地黄、鸡子黄滋腻之品，致“热势深陷”，锢结难解。林珮琴深明医理，改投清里彻热法，乃得头汗齐颈，邪有外解之机。无如热灼胃液，致舌心已干，故继用透营滋阴法，药以甘寒养液为主，并遵叶天士“入营犹可透热转气”之训，酌加竹叶、芦根之品。此案亦提示，湿温虽有“禁润”之谓，但已出现伤津劫液的病理征象时，滋润之品仍宜适用，“有是证即用是药”，此之谓也。吴氏湿温“三禁”之说，应当活看。

湿热疫用分消走泄使湿热分离得安案

眭女　口鼻吸入疠邪，头晕脘痞，烦热面红，适值经行，连小腹亦胀闷，脉右小数，左模糊，乃湿热与气血混并，治宜上下分解。栀皮、嫩桑叶、枳壳、栝蒌霜、郁金、杏仁、薄荷、人参、牡丹皮、赤芍药、桃仁。日二服。头晕腹胀已减，但热烦，中脘微痛，犹是热蒸湿痰阻气，且烦出于肺，防其变现斑疹。用宣通法，枳壳、栝蒌霜、白蔻壳、大贝母、杏仁、丹皮、赤芍药、牛蒡子、连翘、灯心。二服汗出未彻，红疹稀疏，邪已外透，渴不多饮，而溺赤便溏，胸仍不宽，脉仍小数，湿热尚炽。法用辛凉透热于表，甘淡渗湿于里，薄荷、豆豉、通草、牛蒡子、杏仁、贝母、栝蒌、枳壳、赤苓、滑石、车前子、灯心。数服诸症渐平，但口燥饥不思食，乃病后胃津未复，法宜凉润调养胃阴。麦门冬、石斛、玉竹、白芍药、沙参、薏苡仁、茯神、蔗汁。数服而瘳。（《类证治裁》）

【评议】初诊适值经行，湿热侵入血室，与气血相并，故症见头晕脘痞，烦热面红，小腹胀闷。治以清透湿热，兼理气活血，乃得头晕腹胀减轻。惟湿为重浊黏腻之邪，湿热相合，其病益甚，所谓“湿得热愈横，热得湿愈炽”是也。温病学家治疗湿热病强调分消之法，俾湿热分离，其病易解。具体治法，重视宣畅肺气，健运脾胃，通利小便。试观本例前后数方，即贯穿了上述治法，故效验自彰。

湿热致疫二则验案

眭女　热渴脘闷，舌苔里黄尖赤，头痛未解，手心如烙，湿邪搏热，僭[1]踞上中焦，速速透解，毋俾出入募原，酿成陷里重症。枯芩（酒炒）、豆豉、枳壳、蒌霜、栀皮、薄荷、杏仁、荷叶边。二服汗出热减，去豆豉、荷叶边，加连翘、牛蒡子、丹皮，预防入营发疹。忽咳而衄，此蕴热迫血，直犯清道，为疫毒将解之兆，用黑山栀、鲜生地、杏仁、大贝母、花粉、沙参、芦根、蔗汁。数服愈。（《类证治裁》）

姪　热渴呕眩而烦，舌苔黄腻，牙垢唇燥，疫邪作热，由募原分布上中焦，阅所服方，未能透邪，势必表里分传，宜急急宣解为要。淡豆豉、人中黄、黄芩、枳壳、栀皮、连翘、半夏、牛蒡子、嫩桑叶。二服烦眩呕渴俱止，舌苔黄腻亦消，脉来虚大，数象较退，邪留气分，不难透解。原方去人中黄、枳壳、连翘、半夏、桑叶，加薄荷、青蒿、麦门冬、赤苓、蔗汁。一服微汗，未彻，两寸脉仍大，舌心灰尖绛，火邪劫营。用透热救阴，鲜生地、花粉、石斛、麦门冬、知母、玄参、牡丹皮、赤芍药、

① 僭（jiàn）：超越本分。

蔗汁。一服汗至胸项而还，邪犹未彻，舌心黑燥边绛干，心胃火燔，清营热以透表。犀角尖（汁）、鲜生地、牡丹皮、花粉、玄参、滑石、麦门冬、苏梗、灯心、蔗汁、甘草。一服汗周热解。（《类证治裁》）

【评议】此二则为湿热致疫病例。林氏沿用吴又可《温疫论》"邪在膜原"之说，处方注重宣透膜原之邪，以防"酿成陷里重症"，惟用药不株守达原饮，而是自出机杼。这里值得一提的是，吴又可对温疫的病因，尽管极力否定"六淫"和"非时之气"致疫的传统观念，提出了"戾气"致疫的新观念，但从其当时流行的疫病初起有憎寒发热，头疼身痛，甚或舌苔白如积粉来看，显然与感受湿热秽浊之邪不无关系；再则从吴氏所制订的治疫主方达原饮来分析，更是由祛湿清热为主的药物所组成，所以后人将吴氏当时所述的温疫病，归于"湿热疫"的范畴，这是不无道理的。清代医家张石顽尝谓："时疫之邪，皆从湿土郁蒸而发"。林珮琴《类证治裁》亦有同样论述："疠邪之来，皆从湿土郁蒸而发，触之成病，其后更相传染"。均明确指出了湿热与疫病发病的密切关系，可谓言简意赅，切中肯綮。以上二案，可资参证。

清养阳明湿热余邪未尽案

比麻李　身热已退七八，大便逐日一度干而尚顺，耳聪神清，食进，溺淡黄，舌薄白，脉濡滑缓。论症情喜已退舍，此时宜清养阳明，冀其肠胃通和，则未尽之湿热，便可渐次清化矣。

西洋参一钱五分　陈皮一钱五分　米仁三钱　竹叶廿片，煨　石膏三钱　赤苓四钱　通草七分　芦根八寸　益元散三钱　知母一钱五分　杏仁二钱

（《千里医案》）

【评议】湿热为患，往往胸痞纳呆、头额胀闷、身热凛寒，甚或壮热汗多，发为白痦，治当清化。若治不得法，辛温发表，苦寒冰伏，轻则延误，重则伤生。现身热已退，症情缓解，最宜清养，以俟未尽之湿热渐次清化。姚景垣评云："此证最忌要在清热不助湿，利湿不伤阴，方为妙手。"善哉此言！

阳明实热用清下法得愈案

仲夏淫雨匝月，泛滥为灾，季夏酷暑如焚，人多热病。有沈小园者，患病于越。医者但知湿甚，而不知化热，投以平胃散数帖，壮热昏狂，证极危殆，返杭日，渠居停吴仲庄，浼孟英视之。脉滑实而数，大渴溲赤，稀水旁流。与石膏、大黄数下之而愈。仲庄欲施药济人，托孟英定一善法。孟英曰：余不敢师心自用，考古惟叶天士甘露消毒丹、神犀丹二方，为湿温、暑疫最妥之药，一治气分，一治营分，规模已具，即有兼证，尚可通融，司天在泉，不必拘泥。今岁奇荒，明年恐有奇疫，但"甘露"二字，人必疑为大寒之药；"消毒"二字，世人或误作外证之方，因易其名曰普济解疫丹。吴君与诸好善之家，依方合送，救活不知若干人也。（《王氏医案续编》）

【评议】夏秋之令，天之热气下迫，地之湿气上升，湿热蒸腾，人在气交之中，体弱者感而成病，故瘟疫（特别是湿热疫）多在此季节流行。试观本例，湿已化热，前医投以平胃散温中燥湿，无怪乎其热更炽，壮热昏狂，大渴溲赤等热象显露。王氏据证用石膏、大黄清热泻实而愈。可见对于湿热病证，临床当细辨湿与热之孰轻孰重以及病情演变情况，对证下药，方能奏效。现代多以藿朴夏苓汤、甘露消毒丹、连朴饮（或白虎加苍术汤）分治湿偏重、湿热并重、热偏重三种证型，临床证实确是行之有效。

湿热气营两燔验案

翁嘉顺之妇弟吴某，劳伤之后，发热身黄，自以为脱力也。孟英察脉软数，是湿温重证，故初起即黄，亟与清解，大便渐溏，小便甚赤，湿热已得下行，其热即减。因家住茅家埠，吝惜舆金，遽尔辍药，七八日后复热，谵语昏聋，抽痉遗溺，再恳孟英视之，湿热之邪扰营矣。投玄参、犀角、菖蒲、连翘、竹茹、竹叶、银花、石膏泄卫清营之法，佐牛黄丸、紫雪丹而瘳。臀皮已塌，亟令贴羊皮金，不致成疮而愈。（《王氏医案续编》）

【评议】本例乃气营两燔之证，故药以连翘、竹叶、银花、石膏清气分之热；犀角、玄参清营凉血；牛黄丸、紫雪丹清心开窍，镇肝息风；菖蒲既能芳香化湿，又能开窍醒神，有一举两得之妙。方中似可加茵陈、山栀以退黄。

湿热下流致囊肿验案

胡蔚堂舅氏，年近古稀，患囊肿，小溲赤短，寒热如疟。孟英曰：非外感也，乃久蕴之湿热下流，气机尚未宣泄。与五苓合滋肾，加楝实、栀子、木通。两剂后囊间出腥黏黄水甚多，小溲渐行，寒热亦去。继与知柏八味去山药、萸肉，加栀子、楝实、乌药、苡仁等，久服而愈。（《王氏医案续编》）

【评议】湿热下注而致囊肿，囊间出腥黏黄水，小溲赤短，先后二诊以清利湿热，滋肾泻火为法，病乃获愈。可见湿热不仅可致外感之疾，也可引起外科病患。

湿热下注致肛翻患痔验案

吾师赵菊斋先生，年逾花甲，偶因奔走之劳，肛翻患痔，小溲不行，医者拟用补中益气及肾气等法。孟英按其脉滑而数，苔色腻滞。此平昔善饮，湿热内蕴。奔走过劳，邪乃下注，想由强忍其肛坠之势，以致膀胱气阻，溲涩不通，既非真火无权，亦讵清阳下陷。师闻而叹曰：论证如见肺肝，虽我自言，无此明切也。方以车前、通草、乌药、延胡、栀子、橘核、金铃子、泽泻、海金沙，调膀胱之气化而渗水。服之溲即渐行。改用防风、地榆、丹皮、银花、荆芥、槐蕊、石斛、黄连、当归，后治痔漏，清血分之热而导湿，肛痔亦平。设不辨证而服升提温补之方，则气愈窒塞，浊亦上行，况在高年，告危极易也。（《王氏医案续编》）

【评议】素嗜酒醴，湿热内蕴可知，又加奔走过劳，邪乃下注，以致肛翻患痔，小溲不行。孟英初诊用渗利湿热，化气利水之品，溲即渐行。后改用清热凉血专治痔漏，肛痔亦平。用药之先后缓急，次第分明，宜乎取效也。

肿胀湿热互结治案

一妪患面目肢体浮肿，便溏腹胀，肠鸣时痛，饮食日减。医与理中、肾气多剂，病日剧而束手矣，始丐孟英诊焉。按脉弦细，沉之带数，舌绛口干，肿处赤痛，溺少而热。乃阴虚肝热，郁火无从宣泄而成此病，火愈郁则气愈胀，气愈胀则津愈枯，再服温燥，如火益热矣。授白头翁汤加楝实、银花、元参、丹皮、绿豆皮、栀子、冬瓜皮数剂。证减知饥，渐佐养血充津之品而愈。前此诸医谓其山居久受湿蒸，且病起霉雨之时，而又便溏脉细，遂不察其兼证而群指为寒湿也。嗣有黄梅溪令堂，患证类此，而燥热之药服之更多，肌削津枯，脉无胃气，邀孟英往勘，不遑[1]救药矣。（《王氏医案三编》）

【评议】浮肿兼有腹痛便溏，据其舌脉及证候，当为湿热互结之证。脾喜燥而恶湿，水湿损伤脾气，脾虚则运化失健，水湿内停，久蕴而成浊，留贮体内，蓄而化成热毒。故治疗当以白头翁汤加味，清热化湿解毒。如误认作下焦虚寒而滥用温补之剂，当致不救。

湿热疸证留邪目黄饮以乌龙茶案

酒肉连绵之会，适暑湿交蒸之时，稍不谨慎，最易犯此湿热疸证。拟方七味，连服数剂，便可痊愈。余尝医故交谢司马侄，

① 不遑：没有时间；来不及。

年少患此，初起即进原方二剂，病已减半。间数日再进二剂，渐愈。惟目尚黄，只多饮乌龙茶，此茶芳香，能避暑湿秽浊之气，与薄味调养而痊。此证忌酒肉厚味。（《评琴书屋医略》）

【评议】乌龙茶为半发酵茶，介于不发酵的绿茶和全发酵的红茶之间，又称青茶。绿茶之气清芬，长于涤热除烦，但或苦寒伤胃；红茶之香醇厚，长于和胃消食，但或甘温助热。乌龙茶则兼具两者之长，又避其所短，故用于内有酒肉厚味壅滞脾胃，外有暑湿交蒸并发于身之湿热黄疸，既能清热利湿，又能和胃化浊。本案为岭南医案，乌龙茶亦发源于岭南，并广为流传，宜其用之。

脾有湿热腹肿囊肿治案

脾有湿热，腹肿囊肿，症势极重，姑拟健脾分消。

连皮苓　大腹皮　细青皮　新会皮　广木香　大砂仁　佩兰叶　台乌药　焦茅术　川牛膝　川厚朴　车前子　佛手片　煨姜（《费伯雄医案》）

【评议】案云："脾有湿热"，然处方偏于温燥，清利湿热之药，似属欠缺。

湿温邪扰阳明内陷心包治案

程　四月　湿温邪扰于阳明，头痛晕眩，身热烦渴，筋骨酸楚，暮夜神昏谵语，大便挟热溏泄，小便短赤，脉弦滑数，治宜清解。

羚角片　薄荷梗　丹皮　益元散　牛黄清心丸一颗　连翘　川郁金　象贝　银花露　牛蒡　鲜斛　竹茹　车前子（《凌临灵方》）

【评议】本例湿温，据其症状，特别是身热烦渴，大便挟热溏泄，小便短赤，脉弦滑数，分明属热重于湿证。是以处方用药，以清热为主，化湿为辅。因其“暮夜神昏谵语”，邪入心包已露，故配合牛黄清心丸清心开窍。

湿热下注肿自足跗起治案

许左　年三十一岁　八月三日　伤于湿者下先受之，诸湿肿满皆属于脾，脾失运化之权，湿热曾着阳明，太阴阳明之脉皆从足经而起，湿热下注其经，气络不和，肿自足跗而起，膀胱气化失司，肿及阴囊，小溲不利，脉象弦缓，治宜分利，方照陈孩水肿之方去香附、大腹绒，加汉防已、晚蚕沙。（《凌临灵方》）

【评议】案中陈孩水肿之方用药不明，但从“分利”两字分析，当为利湿行水之品。

芳香化浊法治霉湿时病案

东乡刘某，来舍就医，面目浮肿，肌肤隐黄，胸痞脘闷，时欲寒热，舌苔黄腻，脉来濡缓而滞。丰曰：此感时令之湿热也，必因连日务农，值此入霉之候，乍雨乍晴之天，湿热之邪，固所不免。病者曰然。丰用芳香化浊法，加白芷、茵陈、黄芩、神曲

治之，服五帖，遂向愈矣。（《时病论》）

【评议】雷氏制方，大都以法名方，法即是方也。芳香化浊法组方为藿香叶、佩兰叶、陈广皮、制半夏、大腹皮、厚朴、荷叶，主治五月霉湿，并治秽浊之气。本例以此方加茵陈、黄芩等，以增强清化湿热之功效。

湿温化燥攻下得愈案

须江周某之郎，由湿温误治，变为唇焦齿燥，舌苔干黑，身热不眠，张目妄言，脉实有力。此分明湿温化热，热化燥，燥结阳明，非攻下不能愈也。即用润下救津法，服之未效，屡欲更衣而不得，后以熟军改为生军，更加杏霜、枳壳，始得大解，色如败酱，臭不可近。是夜得安寐，谵妄全无，次日舌苔亦转润矣。继以清养肺胃，调理二旬而安。（《时病论》）

【评议】湿温化燥伤阴，实结阳明，治用润下救津法（熟大黄、玄明粉、甘草、玄参、麦冬、细生地），熟军改生军，并加润燥理气之品，药中窾窍，病获转机而愈。前已述及，吴鞠通《温病条辨》治湿温有“禁下”“禁润”之说，由此可见不必拘泥，知常达变，随证投剂可也。

湿热郁蒸将成黄疸治案

徽商张某，神气疲倦，胸次不舒，饮食减少，作事不耐烦劳。前医谓脾亏，用六君子汤为主，未效。又疑阴虚，改用六味汤为主，服下更不相宜，来舍求诊。脉息沉小缓涩，舌苔微白，面目隐黄。丰曰：此属里湿之证，误用滋补，使气机闭塞，则湿酿热，热蒸为黄，黄疸将成之候。倘不敢用标药，蔓延日久，必难图也。即用增损胃苓法去猪苓，加秦艽、茵陈、楂肉、鸡金治之。服五剂胸脘得畅，黄色更明，惟小便不得通利。仍照原方去秦艽，加木通、桔梗。又服五剂后，黄色渐退，小水亦长，改用调中补土之方，乃得痊愈。（《时病论》）

【评议】里湿误用滋补，致气机闭塞，湿从热化，湿热郁蒸，胆热液泄，发为黄疸，雷氏用清利湿热为主，导邪从小便而出，黄疸渐退，诸症向愈。本例见症，颇似西医学所说的黄疸型肝炎，其治法足可师法。

湿温阳明实结食复再愈验案

宁波张义乾，秋间患湿热症，发热十余日不解，大肉脱尽，肌肤甲错，右脚不能伸动，小腹右旁突起一块，大如拳，倍极疼痛，大便已十四五日不解，延医治之，皆谓肠内生痈，伊亲胡宝翁乃商治于余。余谓肠痈胀急，《金匮》以败酱散主治，今此草罕有。伊于第三日觅得，乃问余服法。余曰果尔，须同去诊视，瞑眩之药，岂堪悬拟？因同至张家，见张倚于床褥，张目摇头，病苦万状，面色青惨而枯，脉极坚实，沉部如弹石，尺愈有力，时或一快。余曰：此非肠痈也。肠痈脉洪数，为脓已成，脉弦紧为脓未成，今浮部不洪数，而沉部实大，腹筋突起，目有赤缕，乃湿热之邪，结于阳明。腹旁之块，乃燥矢之积聚也。但得大便一通，块即消散，而腹亦不痛矣。病者问之曰：曾与前医商论下法，医云人已虚极，岂可妄下？余思胀痛不下，病何由除？今先生为我用下法，死且不怨。余遂书大承气方，大黄五钱，芒硝三钱，旁视者惶惶未决。余曰：不下必死，下之或可望生。于是煎成置于几上，病人力疾起坐，一饮而尽。不逾时腹中大响，旋复登厕，先下结粪如弹丸者三四枚，既而溏泻半桶，块消，明日脚伸而胀痛俱失，继进增液汤二剂，而热先退，再与益胃汤法，胃纳渐旺，津液渐濡。余便上郡，病者欲食羊肉，以问近地之医士。云：病后胃气不复，羊肉最能补胃。由是病者坦然无疑，恣意饱餐，次日身不发热，舌苔又厚浊，而脉又数，复来召余。余曰：湿热症初愈，以慎口味为第一要务，何如是蒙蒙耶？乃与平胃散加神曲、焦楂、谷芽，而分量递减，以胃气久虚，不任消耗之故也。果服二剂而安。

按：是症初则失于清解，至热已日久，津液枯涸，胃土燥烈，而犹日服运气之药，愈益其燥，迨至结粪成块，腹旁突起。筋脉不能濡润，而脚挛急，医又误认为缩脚肠痈，或误投以败酱散，攻伐无功之血分，又将何如耶？士君子涉猎医书，大忌悬拟开方，药不对症，生死反掌，可不慎哉？（《一得集》）

【评议】临证治病，辨识疑似，鉴别诊断，乃是重要环节。本例湿热重症，前医误诊为肠痈，后医通过仔细辨证，断言非肠痈，乃热结阳明使然。于是毅然决然地用大承气方攻下，遂克奏肤功，继用甘寒生津之剂调治，病渐向安。无奈患者不慎口味，致病反复，所谓“食复”是也。再进消食化滞之剂，终获痊愈。

原按分析入微入细，切中肯綮，尤其是“大忌悬拟开方，药不对症，生死反掌，可不慎哉”句，既是告诫，又是警语，须切记。

湿阻阳不敷布恶寒治案

杨左 湿温已届三候，不特汗瘖均不获畅，而且四肢背脊尚觉恶寒，阳气不能敷布，与阳气之衰微者大相悬殊也。阳何以不布？湿阻之也。湿何以不化？饮食水谷资之助之也。为敌助粮，引虎自卫，非计也。拟开展气化，使湿随气行，则白瘖及汗可以通畅。

光杏仁 郁金 桔梗 藿香 滑石 生米仁 制半夏 通草

此症经陈医屡投厚朴、佛手花、茵陈等，致有棘手之象。先生嘱以勿妄食，勿进补，一以宣化气湿法治之，果获渐瘳。案语卓然名论，不易多得。文涵志（《张聿青医案》）

【评议】“恶寒”，可由阳气不能敷布与阳气衰微所引起，两者病机迥然不同，本案分析极是，对临床鉴别诊断很有帮助。“卓然名论，不易多得”，确非过誉。

轻宣肺气治湿热未清案

鲍左 时病之后，湿热未清，熏蒸阳明，晡后微热，有时凛寒，胸中欲咳稍舒。湿郁而荣卫不宣，宜轻宣肺气，气化则湿亦清也。

杏仁 蔻仁 赤白苓 竹茹 橘皮 鲜佛手 薏仁 通草 猪苓 白残花

二诊 宣化气湿，暮热顿退。而昨晚又觉微热，咳嗽痰不爽。湿热未清，兼感新风。宜为疏化。

前胡 杏仁 橘红 赤猪苓 象贝 炒白薇 蒌皮 生薏仁 豆蔻花四分

三诊 胸中渐舒，咳亦递减。然暮热时退时来。阳明湿蒸。再为清化。

制半夏 蔻仁 木猪苓 通草 冬瓜子 生薏仁 杏仁 赤白茯苓 滑石块 野残花

四诊 湿蒸阳明。湿邪旺于阴分，至暮身热。宣肺气，淡渗湿，熏蒸既解，暮热已退。拟和中醒脾。谷气既旺，津气自复。

制半夏一钱五分 茯苓三钱 通草八分 藿香二钱 生熟谷芽各三钱 生於术一钱五分 薏仁三钱 猪苓一钱五分 白残花七分 橘白一钱

五诊 培土和中，胃纳稍起。前法再为扩充。

奎党参二钱 法半夏一钱五分 黑豆衣三钱 炒於术二钱 茯苓三钱 橘白一钱 炒白薇一钱五分 女贞子三钱 生熟谷芽各二钱 佩兰叶一钱五分（《张聿青医案》）

【评议】温病学家治疗湿热病证，很强调“宣肺”，所谓“气化则湿化”是也。观本例之治，始终贯穿这一治法，如杏仁、蔻仁、前胡、蒌皮、象贝等味，均能宣展肺气，并配合淡渗利湿，希冀邪有出路。其处方用药，很值得借鉴。

湿热横溢肌肤肿胀验案

周左 足肿稍退，面部仍浮，腹笥膨急，而不自觉胀，其湿热横溢于皮肤肌肉可知。上则痰多，下则便闭。运脾利湿泄浊，再望应手。

大腹皮二钱 茯苓皮三钱 建泽泻一钱五分 五加皮二钱 猪苓二钱 范志曲一钱五分 上广皮一钱 炙内金一钱五分 老姜衣三分 小温中丸三钱，先服

二诊 体半以下，肿势渐消，而体半以上，仍肿不退。脉沉细，舌苔黄滑。湿热溢于皮肤肌肉，用《金匮》越婢汤，以发越脾土之湿邪。

生甘草三分 茯苓皮四钱 炙内金一钱 煨石膏二钱 大腹皮二钱 生麻黄五分，另煎，去沫，后入 陈橘皮一钱 老姜三片

三诊 太阳膀胱为六经之首，主皮肤而统卫，所以开太阳之经气，而膀胱之府气自通。小溲较畅，面浮肤肿略退。再风以胜湿，淡以渗湿，温脾土以燥湿。

青防风一钱 川芎一钱 木猪苓二钱 泽泻一钱五分 川羌活一钱 大腹皮二钱 连皮苓三钱 川朴一钱 广皮一钱 姜衣四分（《张聿青医案》）

【评议】湿热横溢于皮肤，先用五皮饮加减治疗，身半以下肿势渐消。盖五皮饮虽为风水常用方剂，但应伍以风药，故二、三诊配以麻黄、防风、羌活等，不独可以宣展肺气，又兼具有理气机、畅三焦、助脾运、胜湿邪之功效，效果更好。

湿热复夹浊积治案

冯 湿邪郁遏中焦，复夹浊积，阻结不通。寒热间日而重，舌苔黄厚带腻，烦渴脘闷，有汗不解，大便不行，邪无外泄之路。脉象左弦，右关浮大而数。少寐神烦，有热入厥阴之象。刻下当先疏邪导滞，俾得下泄乃松。

豆豉 黑山栀 制半夏 川连 枳实 杏仁 黄芩酒炒 川朴 带心翘 块滑石 通草 赤苓 莱菔子 竹茹

二诊 昨日多行垢粪，刻下舌上黄灰已退，底色嫩红，此积垢去而胃阴伤也。自觉虚热烦扰，脉象软数，此阴液烁而虚火浮

也。存阴即是泄热，是此病最要之义。所嫌胃口不开，胸脘气闷，滋补之剂，犹恐壅塞。兹拟养阴和胃，兼畅气机。

西洋参 麦冬肉川连包扎刺孔 霍石斛 醋半夏 白扁豆炒 炒於术 鸡内金炙 枳壳炭 生牡蛎 白芍土炒 柿蒂 玫瑰花 竹二青 鲜稻根穗煎汤代水（《柳宝诒医案》）

【评议】本例舌苔黄厚带腻，湿热复夹浊积明矣。当此之时，放邪出路是治疗的重要环节，故从疏邪导滞立法，方中枳实、厚朴、莱菔子用得真巧。药后“多行垢粪”，表明邪有下泄之机，乃佳象也。惟热病阴伤，自当顾护阴液，“存阴即是泄热”，道出了治法的要义。然湿热伤阴，滋补犹恐壅塞碍邪，故处方以养阴和胃兼畅气机，使之补而不滞，滋而不腻，可谓用心良苦。

湿热伤阴虚火上炎治案

秦 舌质红嫩红无苔，胃中津液不复也。脉数口干，阴伤而虚火上炎也。大解溏泄不爽，小水不畅，气化失和，湿热留恋也。邪少虚多，以扶正为主。

西洋参 霍石斛 牡蛎 麦冬肉 银花炭 丹皮炭 醋枳壳 车前子 春砂仁连壳 荷蒂

另 台参须（《柳宝诒医案》）

【评议】读案语，可知本例乃湿热病证的恢复期。其病机要点是阴液亏虚，余邪未净，属“邪少虚多”之证，故治法以扶正为主，兼清余邪，其组方用药可供治疗湿热病此类证型参考。

湿热黄疸复感邪成疟治案

郑 湿热蕴于太阴，发为黄疸。自夏徂[1]秋，复有微邪外束，遂成疟疾。此太阴之湿热与新邪会于阳明而发。其伏热之外达于腑者，轻重迟速，原无一定，故疟发之期日，早晚疏密，亦不能一律也。治疟之成法，外则经络，内则募原，与此病之邪，多不相值。更以湿痰素盛之体，投药偏于香燥，缠绵日久，药与病交并于胃，纳谷日减。胃中津液几何，岂能堪此销烁乎？刻下神情困顿，面色浮黄而瘁[2]，指尖微肿，目睛仍黄。湿热之郁伏脾中者，无外泄之路，浊热久壅，气机因之阻窒，稍进谷饮，脘气必窒闷不舒。就病论之，须从脾脏疏泄郁伏之邪，使其外达于胃，然后从胃腑逐渐清泄，乃为正治。而此证所难者，舌质光红，渐见痞腐白点。胃中津液，早已告竭。既承远道相招，不得不勉罄愚忱[3]，借希万一。拟用参、麦、石斛以护胃阴；旋覆花、浮石、枳、贝以开通痰气；再用芩、连以泄湿热，必借鸡金以引之入脾。更以豆卷、茵陈，俾湿热由里透表；苓皮、栀子，使湿热由上趋下。养其津液，通其气机，疏其郁伏，开其出路，图治之法，大抵不越乎此。所虑病深气极，即使药能中病，而正气不克搘捂[4]，终有鞭长莫及之虑耳。鄙见如此，录候明政。

麦冬肉 台人参另煎冲 川石斛 旋覆花 海浮石 枳实 川贝母去心 黄

---

① 徂（cú）：及，至。
② 瘁（cuì）：憔悴；枯槁。
③ 勉罄（qìng）愚忱（chén）：指竭尽心力。勉，力所不及而强作。罄，用尽；消耗殆尽。忱，真诚的情意。
④ 搘捂（zhī wǔ）：支撑。搘，古同“支”。

芩 川连 炙鸡金 茯苓皮 黑栀仁 豆卷 茵陈（《柳宝诒医案》）

【评议】本是湿热黄疸，复感秋凉外束，寒热相争而成疟。然何不清热利湿，兼以解表散寒？缘痰湿素盛之体，香燥之药久用，胃中津液早已告竭。故辛温表散之药在所当忌，而必以顾护胃阴为先。

真热假寒治案

常熟灵公殿杨府一小使，周姓无锡人，年十八九，壬午七月间病后，至八月间，又劳碌反复，发热面红，脉沉气促。有汪姓医以为虚阳上脱，服以参、附，热更甚，脉更沉，汗出不止。邀余诊之，以脉沉、面赤、气促论之，却似戴阳。视其正气，断非虚脱。太常杨公曰：虚实惟君一决。余曰：待余再诊，方可直决。再诊之，面目俱红，口中气臭，小便短赤，脉沉滞而模糊不清。余曰：此乃湿温化热，被参、附阻于气机，热郁不能分泄，逼阴外出，故反汗多气促。杨公曰：实热有何据？余曰：仲景试寒热在小便之多少赤白。口中气臭，断非虚热。温凉执持不定，必致偾事。若不用寒凉药，症必危矣。杨公不能决。余即书黄柏、木通、栀皮、郁金、薏仁、通草、苓皮、竹叶、滑石、杏仁、藿香令服之。明日复诊，热退汗止而神倦。余即以香砂、白术、二陈之类令服之。杨公曰：昨寒凉，今温燥，何也？余曰：湿温症热去湿存，阳气即微，再服凉药，必转吐泻。昨以寒淡渗热，今以苦温化湿。服三剂，湿亦退。后服香砂六君五六剂而痊。症非危险，若执持不定，因循人事，仍用参、附，不死何待！（《余听鸿医案》）

【评议】临床遇真假疑似病证，务必辨证分明，诊断精准，否则治疗会铸成大错，死生立判。本例脉沉、面赤、气促，貌似虚阳上脱的戴阳危证，然则细察病情，面目俱红，口中气臭，小便短赤，脉沉滞，显非虚脱之象。前医误诊而投参附，使邪热更甚；余氏辨识正确，断为“湿温化热”而用清热利湿之药，遂化险为夷。一虚一实，一寒一热，若鉴别不清乱投药剂，祸不旋踵矣。

案谓“仲景试寒热在小便之多少赤白”，洵悟得辨证要点，堪称善读书者也。

治病宜察气候方宜案

曹秋霞 即余习药业之师也，颇知医理，庚申移居于太平洲。其母年逾六旬，发热不休，面红目赤，进以芩、栀等，热仍不解，再以生地、石斛大剂寒凉，其热更甚，彻夜不寐，汗出气喘，症已危险。邀吾师诊之。吾师曰：治病宜察气候方宜。此处四面临江，低洼之乡，掘地不及三尺即有水出，阴雨日久，江雾上腾，症由受湿化热，湿温症也。如物受潮，郁蒸化热，当曝以太阳，其湿一去，其热自清。进以寒凉，是湿蒸之热，沃以凉水，添其湿，即助其热矣。《内经》云：燥胜湿，寒胜热。湿淫所胜，平以苦热。以苦燥之，以淡泄之。进以茅术二钱，干姜一钱，厚朴一钱，赤苓一两，薏仁一两，黄柏钱半，猪苓三钱，桂枝一钱，车前二钱，滑石五钱。必须多服尽剂，方能退热。病家因热甚不敢服。吾师曰：热而不烦，渴而不饮，舌苔黄腻而润，脉来模糊带涩不利，皆湿热之明征也。若再服寒凉，必致发黄，或吐呕，或下利，则不可救药矣。促而饮之，日晡时饮尽一大碗。至天明，热退身安，即能安寐。吾师曰：五方异治，地有高下，湿温一症，风高土燥之处，未曾见惯，苦燥温热之品内，有味淡泄热、苦寒化热以制之，即丹溪二妙法也。虽重剂亦无妨，有几分病，进几分药，并非孟浪乱投重剂也，盖药必中病而已。（《余听鸿医案》）

【评议】天人相应，患者居处，地土卑湿，气候温热，感邪而病湿热。观其医者处方，以苦温燥湿为主，如苍术、干姜、厚朴、桂枝之类，配以赤苓、薏仁、猪苓、车前、滑石淡渗利湿，即叶天士所谓“或渗湿于热下”之意，苍术配黄柏，乃朱丹溪治湿热名方二妙散也。合之共奏祛湿清热之效，适用湿重热轻之证。

湿遏热郁痰浊蒙蔽神窍治案

西门张巷张仲若长媳怀妊六月，夏日多啖西瓜，至九月重九前寒热交作，未得畅汗，湿遏热郁，已服开泄芳香表散等剂并不见退，反谵语风动，痉厥胸闷，循衣摸床。两旬后延先生诊治，脉左弦数右尺不应，舌苔揩黑润，面带青灰，语謇而不能抵齿，神情时迷，呼之目微张，顷又似睡，面色皖白淡黄，稍有齿垢，先生曰：此邪热遏伏，痰浊蒙闭，内陷之象也。幸脉不沉细，有娠用药，殊形棘手，若因碍胎而不用，恐难保其生命。方用皂荚子，制胆星、省头草、竺黄、川贝母、煅石决明、钩钩、郁金、藿梗、苏梗、荷蒂，另制胆星、石菖蒲、礞石、伽楠香，研末，服后下转矢气，胸膈顿宽，神情清楚，不似前日之似睡。苔亦稍化，略能分瞩家务。明日加茅术、川朴、生熟薏米、鲜佩兰，而舌苔更化，惟仍潮而浮黑，更觉蔓延。先生以为湿松热欲外达，仍为湿遏之象也。再加重制茅术，佐以芳香泄化渗湿等品，渠翁亦知医，调理而愈。（《医验随笔》）

【评议】本例的病理症结在于湿遏热郁，痰浊蒙蔽神窍，故见症如斯。妊娠患此重证，殊为棘手，医者遵循《内经》："有故无殒亦无殒也"之旨，据证大胆应用皂荚子、南星、礞石等逐邪之药，遂使病情化险为夷。故为医者，须胆大心细，如遇此等证犹豫不决，不敢用峻药，势必养虎为患，以致"难保其生命"。

大剂鲜石斛治湿温伤阴案

江阴巷陶氏妇病湿温，始延龚医，用茅术、川朴燥药，服二十四剂不效，神情委顿，气息奄奄。先生诊之，舌苔厚白而干，曰：此胃阴伤也，阴伤则苔无以化。方中用鲜石斛一两，大养其阴，苔顿化，病转机能，食稀粥，调理而愈。（《医验随笔》）

【评议】湿温久延，病已危重。医者据其"舌苔厚白而干"，辨证为"胃阴伤也"。温病以存津液为第一要务，津液之盈亏存亡，关乎疾病的预后善恶。辨证既明，故处方以重剂鲜石斛大养其阴，病遂霍然。前贤有云："有是证即用是药"，可否再补充一句："有是证即用是量"，似更全面。

湿热发黄清利案

朱墅田 湿热发黄，脉涩滞，舌滑，面跗浮。症属重极。宜清利，候正。（八月初三日）

绵茵陈三钱 大豆卷三钱 鸡内金三钱 冬瓜皮三钱 赤苓四钱 白蔻仁八分 新会皮钱半 生米仁四钱 防己钱半 滑石四钱 光杏仁三钱

清煎，三帖。

介按：湿与热合，瘀郁不解，未能达表通里，势必蒸发为黄。兹用辛淡泄湿，使内瘀之湿热下趋，则黄从小便而解。（《邵兰荪医案》）

【评议】湿热发黄，其症有轻有重。案云："症属重极"，推测似属"急黄"，相当于现代医学所说的暴发性肝炎。观其用药，似极寻常轻剂，然王孟英尝谓"轻药能愈重病"，本例虽未记述疗效，但亦可见用轻药之一斑。

湿热闭肺水肿验案

蓝某家贫，于大路旁开设饭店生理。性喜饮酒，湿热壅痹肺气，治节不行，遂患水肿症。胸腹满胀，不思饮食，微作喘咳，头面手足俱肿，小便不利，面色青白，卧床不起者十余日，延附近医生，以消胀利水之药不应。适余进城路过伊店，因求一方。余诊其脉沉而数大，知为肺气痹阻，拟麻黄石甘汤加苡仁，嘱伊连服二剂。数日后，余回家又过伊店，见其已能起立，经营生理矣。问之服药后，周身似汗出，小便即利，其肿即消而愈。

尚按：从此人平日嗜饮之素因，据喘咳小便不利之证候，悟出湿热阻痹肺气，因而治节不行，引用麻杏石甘汤以开通肺气，加苡仁养肺气以肃清治节。妙在麻黄之功用，既能上开皮毛以发汗，复能下行膀胱而利尿，故服后周身微似汗出，小便即利，而其肿遂消也。（《萧评郭敬三医案》）

【评议】湿热内蕴，痹阻肺气，治节不行，水液代谢障碍，故致头面手足俱肿，小便不利。其治疗的关键点在于宣肺利湿。

《临证指南医案》有“湿走气自和”之说。因痹阻气机的主因是有形之湿邪，湿去则气机畅行，而病位又在肺，故以麻杏石甘汤加苡仁宣肺利湿得愈。

湿温病心包受扰在即治案

左 湿温病十二日，热势夜甚，甚则神思模糊，语言不清，大便未能续下，舌中心干燥，脉弦滑数，右部大于左，胸闷口渴，少安寐。正届两候，险关最防反复，变幻，不可以小效为恃。

原金斛四钱，打，另冲 粉丹皮三钱 朱连翘三钱 干菖蒲七分 生石决明一两，先煎 朱茯神五钱 桔梗七分 泽泻三钱 冬桑叶三钱 枳壳三钱五分 广郁金七分 滑石四钱，包 鲜芦根一两，去节（《曹沧洲医案》）

【评议】湿温两候，邪势方张，阴液耗伤，心包受扰在即，病非轻浅可知。曹氏以养阴生津，清热利湿，芳开醒神，兼以凉肝息风为治，其遣方用药，体现了温病学派的特色，值得师法。

湿热蕴蒸上中焦治案

右 湿热蕴蒸，发热恶寒，头痛，闷胀胃呆，口苦少寐，禀赋素薄。姑先急则治标。

杜藿梗三钱五分 西茵陈三钱五分 宋半夏三钱五分 焦米仁四钱 牛蒡子三钱五分 枳壳三钱五分 六曲三钱，炒 猪苓三钱五分 白杏仁四钱，去尖研 橘红一钱 白蔻仁五分，研冲 泽泻三钱 干佩兰三钱五分 鲜佛手三钱五分（《曹沧洲医案》）

【评议】辨体与辨证结合施治是中医治疗学的特色之一。但如何有机结合，临床当根据标本缓急实际情况而定。本例“禀赋素薄”，曹氏在治疗上未顾及调治体质，这是因为湿热病证为急，“急则治其标”，故以祛除湿热为先，此乃遵循“急则治其标”之意。

风湿热痹证治案

左 百节烦疼，口干腻，寒热。宜化风湿热。

青蒿三钱 秦艽三钱 陈皮一钱 石决明一两，先煎 赤芍三钱 枳壳三钱五分 法半夏三钱五分 赤苓三钱 白蒺藜四钱，炒去刺 川石斛四钱 生米仁四钱 泽泻三钱 桑枝一两（《曹沧洲医案》）

【评议】《素问·痹论》有谓：“风寒湿三气杂至，合而为痹也”。据临床所见，除风痹、寒痹、湿痹外，湿热痹证亦为数不少。试观本例“百节烦疼，口干腻”，曹氏用“宣化风湿热”为治，当属风湿热相合为痹。值得一提的是，吴鞠通《温病条辨》的宣痹汤（防己、杏仁、薏仁、滑石、连翘、栀子、半夏、蚕沙、赤小豆皮）治疗湿热痹，效果显著，可以互参。

风邪湿热壅肺气阻致身肿治案

幼 风邪湿热，壅肺气阻，表热不达，气急，一身尽肿，脉数。防喘塞生波。

桑叶三钱 苦杏仁四钱，去尖勿研 川楝子三钱五分，炒 车前子三钱，绢包 防风一钱 猪苓三钱五分 延胡索三钱五分 炙鸡金三钱，去垢 防己三

钱五分 泽泻三钱 两头尖[①]三钱五分，绢包 大腹皮三钱 陈麦柴四钱 白麻骨[②]一两，二味煎汤代水（《曹沧洲医案》）

【评议】湿性黏滞，与热交混，不能随汗而解，故表热不达。风湿热之邪互结，一时表里不通，一身尽肿，故主以外散内利，分解湿热。

湿热盘踞肢体浮肿治案

湿热盘踞，脘闷腹痛，脉濡右弦，苔黄滑，肢体浮肿，姑宜分消利中。

焦神曲四钱 鸡内金三钱 防己一钱五分 广郁金三钱，生打 香附二钱 沉香曲一钱五分 厚朴一钱五分 佛手花八分 大腹绒三钱 豨莶草三钱 丝通草一钱五分

四帖。（《邵氏医案》）

【评议】湿热壅遏之证，当用疏凿饮子外散内利、分解湿热，而不用者，因肿势尚未入腹，故治宜渗导去湿为主。如用上方后，浮肿不减，则可加葶苈子、商陆、槟榔以增强逐水之效。

胃府湿热积滞治案

崇明袁达九，去夏感受暑湿之热邪，加之饮酒太过，蕴蓄于

① 两头尖：为毛茛科植物多被银莲花的干燥根茎，功能祛风湿，消痈肿。
② 白麻骨：即六月雪之别名。

胃，不能通畅，以致胸膈不宽，饮食不进，面色带黄，小便短少而赤，大便燥结，脉息左手带弦，右手滑大有力。此乃胃中湿热积滞未清也，当以清湿热和胃理气之药治之。

半夏 莱菔子 瓜蒌 滑石 厚朴 广皮 香附 山栀 木通 枳壳 加姜煎。（《沈氏医案》）

【评议】本案乃湿热积滞蕴蓄中焦，故症见胸膈不宽，饮食不进，小便短赤，大便燥结。既有湿热，自当清化湿热，方中滑石、山栀、木通是也；既有积滞，理应消食化滞，方中半夏、厚朴、莱菔子、广皮、枳壳是也；佐瓜蒌以润肠通便。全方意在斡旋中州，运化积滞，极妥。

瘀血湿热纠结为黄谨防鼓胀案

嘉兴曹敬先，三年前曾吐下瘀血不计，左边结成有形之块，按之坚实不痛，郁而不舒。目下目睛见黄，小便亦黄，脉息左手沉涩有力，右手洪滑有力，此乃瘀血湿热，互相纠结，郁而为黄，将来鼓胀之基也。理宜清瘀行滞清湿热之药，煎丸并进，并忌醇酒厚味生冷等物，不致酿成鼓疾也。

桃仁 香附 厚朴 青皮 苍术 半夏 滑石 郁金 牛膝 茵陈 木通砂仁

丸方：本方去郁金、牛膝，加瓜蒌、山栀、桂枝、广皮，用茵陈煎汤法丸。（《沈氏医案》）

【评议】本案黄疸，左边结成有形之块，恐脾大已成癥积，湿热瘀血为患，鼓胀之基已筑，消之只怕不易，唯以积极干预。方用苍术、半夏、厚朴、砂仁、茵陈、木通、滑石祛湿热，桃仁、牛膝、郁金活血化瘀，香附、青皮理气行滞，煎丸并进，饮食禁忌，谨防酿成鼓疾。

湿热内蕴实而误补治案

庚戌春，余以选拔赴廷试，有同年[1]张君，久雨之后，兼嗜茶饮，六月初患小便不通，数日而手足渐肿，渐至喘咳不能卧。有其同县人商于京，颇知医，告之曰：此阳虚水肿病也。少年酒色过度，精气内虚，非金匮肾气丸不可。张信之，服未一两，肿愈甚，喘亦增，转侧需人，自以为不可救药矣。有同乡荐余往视，六脉俱伏，目睁睁不得合，乃曰：此谓水肿信不谬，而阳则不虚，盖由湿热相搏，水不由小便去，泛于皮肤，故作肿耳。实证而补之，焉有好处！且病即虚，而古人云，急则治其标。先消水泻肿，后补其虚，乃为正路。今以补虚为泻水，非通之，乃塞之也。命市舟车神佑丸服之，四钱而小便泉涌，越两日而肿消喘定，又命服橘半枳术丸半斤，而痊愈矣。（《醉花窗医案》）

【评议】《本草纲目》载嗜茶者“伤营，伤精血”。说明茶叶苦、甘，微寒，久饮湿热蕴积，气化功能障碍，水液输布功能失调，水湿潴留而形成四肢水肿，其证属实。此时不治水无以折其势，故用舟车丸峻下逐水，再以橘半枳术丸健胃消食，利湿化痰。前医误实为虚，嘱服肾气丸，以致误补益疾，病乃加剧。《难经》有“无实实虚虚，损不足益有余”之训，可不慎哉！

---

① 同年：科举考试同榜考中的人。

表里双解治湿温病案

常州顾君咏诠，患湿温病，发热咳嗽，胸脘痞闷，头痛呕吐，舌苔中黄边白，口渴腹痛，大便泄泻色黄，每日数十行，小溲色赤，势极危险。余诊脉弦细，风邪外袭，湿热内蒸，兼停食滞，肺胃肃降无权，大肠传道失职，当用表里双解。苏叶八分，黄连一分，桔梗一钱，枳壳一钱，桑叶一钱，神曲四钱，甘草五分，连皮苓四钱，冬瓜子四钱，焦谷芽四钱，竹茹一钱，川通草一钱，川石斛三钱。煎服一剂，呕吐腹痛、大便泄泻已止，食滞已消。外邪湿热虽解未尽，发热咳嗽，头痛口渴，苔黄仍然。照前方去苏叶、黄连、桔梗、神曲，加蝉衣一钱，薄荷一钱，象贝母三钱，橘红一钱。接服一剂，发热即退，咳嗽头痛皆止。改用甘凉生津调理而康。（《孟河费绳甫先生医案》）

【评议】本例系风邪侵犯肺卫，湿热食滞蕴结脾胃，病在上中两焦气分，其病机为肺胃肃降无权，大肠传导失职。故治当表里双解，苏叶、桔梗、桑叶，疏散表邪也；黄连、连皮苓、冬瓜仁、通草，清化湿热也；神曲、焦谷芽、枳壳，消食化滞也；桔梗、冬瓜子、竹茹，化痰止咳也；石斛一味，意在顾护津液。全方配伍合理，选药精当，宜其取效也。

阴虚阳亢夹湿热夜寐不酣治案

佚名 阴血久虚，肝阳上升，挟素蕴之湿热，消铄胃阴心营，心肾不交，夜寐不酣，目燥喉痛，牙龈流血，作恶欲吐，腰酸带下，下体起颗作痒。脉细弦而数。治宜养阴清肝，化湿和胃。

鲜生地四钱 玄参一钱 北沙参四钱 云茯神三钱 女贞子三钱 川石斛三钱 川贝母三钱 川黄柏五分 川楝肉一钱半 生谷芽四钱 冬瓜子四钱 鲜竹茹一钱 大麦冬三钱 天花粉三钱 车前子二钱 珍珠粉五厘 西牛黄五厘，二味过服（《孟河费绳甫先生医案》）

【评议】此案阴虚阳亢，心肾不交，是不寐的病理症结所在，且兼见作恶欲吐，腰酸带下，下体作痒之症，肝经湿热明显，用药则须养阴与清湿热兼顾。费绳甫先生治湿热有渗湿和燥湿之法，渗湿多是淡味药，如案中之车前子，燥湿多是苦味药，如案中之黄柏。

分消走泄法治湿热充斥三焦案

通州万选青患湿温，发热，有汗不解，口干苔黄，脘闷心烦，作恶呕吐，大便泄泻，小溲不利，身重头胀。余诊其脉细弦，此湿热充斥三焦，治宜分消。方用酒炒黄芩一钱，酒炒黄连二分，豆豉三钱，茯苓皮三钱，冬瓜子四钱，川通草一钱，大腹皮钱半，桑叶一钱，薄橘红一钱，鲜竹茹一钱。两剂而愈。（《孟河费绳甫先生医案》）

【评议】湿热充斥三焦，上下弥漫，治遵叶天士分消走泄之法，即开上、疏中、渗利三管齐下，使邪无容留之地，病乃得瘳。

湿热熏蒸包络治案

南京蒋星阶之第八子，发热咳嗽，神呆如痴。医用清络不效。余诊其脉细弦，此热邪挟湿，熏蒸包络，神明无主，非包络正病。方用酒炒木通钱半，飞滑石三钱，黑山栀钱半，连翘钱半，豆豉三钱，杏仁三钱，橘红一钱，半夏钱半，象贝二钱，蒌皮三钱，冬瓜子四钱，竹叶三钱，灯心三尺。连服三剂，热退咳止，神识清爽而安。（《孟河费绳甫先生医案》）

【评议】“非包络正病”句值得细玩，乃指病邪未曾传入心包络，而是由于湿热熏蒸包络，以致出现神呆如痴的情志异常症状，病尚在气分，未入营血，故无需牛黄丸、至宝丹、紫雪丹清心开窍，仍宜清泄气分湿热为是，否则药过病所，反生变端。

湿温病愈后食复治案

黄焕文君病湿温，予已为之治愈矣。未几因饱啖鸡肉、荤面、莲子等物，复病胸次满闷不舒，发热口干，舌苔干腻，与枳桔汤合小陷胸汤，加神曲，作煎剂，并令先服滚痰丸三钱。服后先得大便，随即得汗甚多，衣襟俱湿，盖前病之余气未尽，不仅食滞为患也。自是热退胸舒，知饥能食，复以六君子汤加麦冬、苡仁，接服两日而瘳。（《丛桂草堂医案》）

【评议】《内经》有“食复”、《伤寒论》有“劳复”的记载，是指疾病初愈，不慎将养，或饮食不节，或劳累（含房劳）过度，以致原病复发。本例系典型的“食复”，医者据证投以涤痰消食之剂，使邪从外解，其病乃瘳。如所周知，“愈后防复”亦是“治未病”的重要内容，特别是外感热病，更应注意防范。

湿温误用滋腻救弊案

赵姓妇，年近四旬，禀质素弱，春间患怔忡不寐，自服人乳二十日始愈。夏间复病，每日午后发热，身困胸闷作恶，不思饮食，泄泻，自用元参、麦冬、山栀、桔梗、薄荷、甘草等药，热愈甚。延予诊治，右脉弦数，舌苔白腻，小便热，予谓此湿温病，最忌滋腻之药，虽体质素衰，亦不宜用补药，当先治病，特方法宜和平，而不可用重剂耳。遂拟方用黄芩一钱五分，苡仁、滑石、青蒿各三钱，佩兰一钱，蔻仁、通草各六分，橘皮五分，接服两剂，热退泻减，但胸次作痛，怔忡复作，手麻不寐，脉转缓小，咳嗽，舌尖红，中苔薄腻。遂改用蔻仁六分，木香、佛手各八分，枣仁、柏子仁、茯神、茯苓各三钱，佩兰一钱，枇杷叶一片，两剂诸恙全退，能进饮食矣。（《丛桂草堂医案》）

【评议】案谓“此湿温病，最忌滋腻之药”，此即吴鞠通《温病条辨》治湿温“三禁”中的“禁润”，有关这方面的问题，前面“评议”已做了多次阐释，恕不赘言。案中又说：“体质素弱，亦不宜用补”，这在前面《曹沧洲医案》“右案”中已予评议，可前后互参。

湿热氤氲发为白瘖治案

风暑湿三气合而成热，热阻无形之气，灼成有形之痰，清肃失司，酿成咳呛，热蒸肺胃，外达皮毛，所以斑疹白瘖相继而发，点现数朝，遍体似密非密，汗泄蒸蒸，肌腠热势乍缓乍剧，脉象左部数而带软，右手滑而不疾，舌质白而尚润，似见绛燥，真元虽虚，病邪尚实。所恃者肝阳渐熄，两手抽掣已缓，所虑者疹发无多，邪势未获廓清，如再辛凉重透，尤恐助耗其元，若用甘寒重养，不免助炽其邪，兹当轻清宣上焦之气分，务使余邪乘势乘隙而出，略佐清肃有形之痰，以冀肺气不致痹阻，录方列，即请法政。

连翘 黑山栀 鲜石斛 橘红 丹皮 益元散 通草 丝瓜络 胆星 瓜蒌仁 银花 天竺黄 活水芦根

二诊：白痦渐次而退，身热尚未开凉，但汗泄蒸蒸未已，而胃纳淹淹未增，脉象左关仍形弦滑，右寸关部亦见如前，舌腻苔白，口觉淡味，其无形之暑邪已得汗解，惟有形之湿邪难堪汗泄，毕竟尚郁气分，熏蒸灼液酿痰。痰为有形之物，最易阻气，所以中脘犹觉欠畅，清阳为痹，下焦亦有留热，腑失通降，是以大便艰难，为日已久，阴液尚未戕耗，痦发已久，真元不免受伤，当此邪退正伤之际，攻补最难措手。论其湿之重浊，原非一汗可解，前经热多湿少，主治不得不专用清凉，顷已湿胜于热，录方未便仍蹈前辙，兹当芳香以苏气，淡味以宣湿，然湿中尚有余热，略佐清化其热，庶免顾此失彼之虑。

连翘 扁石斛 通草 滑石 苡仁 鲜佛手 瓜蒌皮 赤芍 银花 广郁金 佩兰叶 姜竹茹

三诊：白痦已回，热有廓清之机，大便已下，腑有流通之兆，胃纳尚钝，中枢失转运之司，舌苔犹腻，湿浊无尽彻之象，但湿为黏腻之邪，固属纠缠，蒸留气分之间，最易酿痰，脉象左关仍弦，右关尤滑，余邪柔软少力，病起由于暑湿化热，必先伤于阴分，然病久耗元则气分亦未必不伤，阴分一虚，内热易生，气分一虚，内湿易聚，热从阴来，原非寒凉可解，湿从内生，亦非香燥可去。刻下虚多邪少，理宜峻补，无如胃钝懈纳，碍难滋腻，当先醒其胃，希冀胃气得展则真元自可充复，而阴液亦可滋长，先贤所谓人之气阴依胃为养故耳。

豆卷 绿豆衣 云茯苓 广皮 仙夏 广郁金 佩兰叶 佛手 川石斛 赤小豆 砂壳 稻苗叶（《近代名医学术经验选编·金子久专辑》）

【评议】本例乃湿热挟痰为患。湿热氤氲气分，发为白痦，乃邪气有外泄之机，前后三诊以清宣、芳化、渗利为主，放邪出路，兼以化痰护津，诚属对证之治。是案析症如老吏断狱，用药轻灵可喜，非老手不办。

集清热利湿涤痰养阴息风于一方治湿温纠缠案

大衍余年，真阴始衰，凡人气以成形，赖气机输运得宜，肠胃无阻滞之患，何病之有！述症先由情志之碍，继受暑湿之感，暑为无形清邪，必先伤其气分，湿为有形浊邪，亦能阻于气分，气阻邪郁，渐从热化，热炽蒸蒸，蔓延欠解，外攘酿痦，内扰酝痰。上焦清肃失行，清阳蒙蔽为耳聋，下焦健运失宣，热迫旁流为便泻，痰热占据乎中，升降格拒为脘满纳废。病起两旬有余，阴液为邪所击，前经汗出过多，阳津为汗所伤，肝阳素所炽盛，阴火似欠潜藏，阴液阳津俱伤，肝木无以涵制，每交子丑之时，肝阳上乘清窍，致令巅热，内风淫于四末，遂使肢麻，阳明机关失司，遍体为之酸楚，窍络窒阻欠灵，舌音为之謇涩，顷诊左关脉象弦数，右寸关两部滑数，左右尺部俱欠神力，舌质满绛，中带黄色，咽喉窄隘欠舒，口渴而不喜饮，病属湿温，最属纠缠，治当清三焦之热邪，涤气分之痰浊，参入甘凉养胃以生津，介类潜阳以熄风。

连翘 银花 橘红 益元散 仙半夏 西洋参 通草 石决明 麦冬 丝瓜络 茯神 竹二青（《近代名医学术经验选编·金子久专辑》）

【评议】湿温绵延，二旬有余，气阻邪郁，化热酿痞，清阳被蒙，致有耳失聪听，痰热踞中，遂使升降格拒。汗出过多，阴液不免受伤，肝木失涵，肝阳势必上亢，余如肢麻体酸、舌音謇涩皆为窍络窒阻之象。热蒸酿痞酝痰，而有脘满瞀闷，此气分已受其伤也；舌质绛而中黄，口虽渴而不饮，此营分亦受其侵也。湿温际此，最为淹缠，因此前人有"剥茧抽蕉，层出不穷"之喻。金氏以"清三焦之热邪，涤气分之痰浊，参入甘凉养胃以生津，介类潜阳以息风"，合清热、涤痰、养阴、息风于一炉，而重心在于气分之宣泄，药似平淡无奇，然亦用心良苦。

湿温伏邪留恋气分治案

陆男 始起寒微热甚，得汗不解，此属里热，经两旬余，热势如故。脘部痞满如窒，神烦口干，其内伏之邪未克透达可知，顷按脉来沉滑数，舌苔厚腻，便下先通而后秘。拙见是，湿温伏邪留于气分，有传疹之势，以其表里三焦均未通达，蕴邪遂有失达之虑。屡经汗下清而热象不减，即属里邪之征。古人云，伏气为病，譬如抽蕉剥茧，层出不穷。又云：湿温内发，最易传疹酿痦。胸脘为气分部位，邪未透达，气机被遏，则脘痞如窒。据述曾服表散之剂，痞闷反剧，盖湿邪不宜发汗，汗之则痉，古有明训。吴鞠通云：汗之则神昏耳聋，甚则目瞑不欲言。倘过汗则表虚里实，表里之气不相承应，必多传变。吴又可云：温邪有九传，有表里分传者，有先表后里，先里后表者，传化无定，治之者当深究其所以然。今温邪内逗，熏蒸失达，拙拟宣化清泄，以分达其湿热之邪，必得表里三焦一齐尽解，庶疹点易透，可无风动痉厥之变。

豆卷 杏仁 郁金 米仁 山栀 连翘心 枳壳 瓜蒌皮 赤苓 芦根 滑石 竹叶（《近代名医学术经验选编·陈良夫专辑》）

【评议】案谓："伏气为病，譬如抽蕉剥茧，层出不穷。"点出了伏气温病症情传变的复杂性和缠绵性。本例为湿温伏邪，由于内伏之邪未克透达，逗留气分，所以治用清泄湿热，透邪外达，宣达上中二焦气机，以冀透热于外，渗湿于下，使湿热之邪从表里分消。

宣表通里治湿热困顿三焦案

周妻 初诊：湿热之为病也，其传化本无一定，轻则为疟，重则为疹，治之之法，不外乎汗下清三者而已。初起身热不扬，继增哕恶，频吐黄水，胸脘灼热，汗不解而便不行，兼有头眩，口干唇燥，杳不思纳，脉象缓滑，右手带数，苔糙腻，上罩黄色。拙见湿遏热伏，阳明之气，失于宣降，遂致三焦困顿，里邪不能外达，为疟为疹，势犹未定。目前治法，汗下清三法参酌而用之，分达其蕴结之邪，以觇传化。

豆豉 山栀 左金丸 薄荷 连翘 炒枳实 块滑石 瓜蒌皮 竹茹 生大黄 玄明粉 鲜石斛

二诊：昔人云：温邪为病，须究表里三焦。又云：阳明之邪，当假大肠为去路。前宗此意立方，进宣表通里之剂以分达三焦之邪，随后身热递和，汗颇畅而便下亦通，脘闷呕恶，渐次舒适，原属表解里和，三焦通利之象，不可谓非松候也。惟口仍作干，谷纳未旺，耳中时有鸣响，脉来濡滑带数，舌苔薄黄，尖边色红。此乃湿热之邪虽得从表里而分达，所余无几，然肺胃之津液已受其劫损，致虚阳易浮，化风上扰。目前治法，当清理余剩之湿热以化其邪，参入养阴生津之品，以顾其正，能得津复热退，庶几渐入康庄。

沙参 鲜石斛 肥知母 山栀 广郁金 天花粉 京玄参 泽泻 生石决 钩藤 碧玉散 香谷芽（《近代名医学术经验选编·陈良夫专辑》）

【评议】本例乃湿遏热伏，邪气困顿三焦之证。故治用宣表通里之法，意在分达三焦之邪，俾邪有出路，其病可解。善后既清余邪，又养津液，复参凉肝息风之品，乃标本兼治之法。

暑湿阻滞中阳治案

王 右脉涩滞，左脉濡弱，舌苔厚腻。此系元虚感暑，暑中兼湿，中阳被困，健运失常，以致胸膈痞闷，肚腹疼痛，营卫不和，时觉寒热，或浊邪上干，头目昏胀，湿热下注，小水短黄。先拟解暑利湿，然后可以温补调元。

广藿香一钱 连皮苓二钱 南京术一钱五分 白蔻仁八分，研冲 水佩兰一钱 水法夏一钱五分 紫绍朴八分 广陈皮八分 细桂枝八分 川通草八分

又 前经解暑利湿，稍觉见效，再诊六脉模糊，舌苔白滑，乃湿犹未清耳。盖土困中宫，水谷之精微不化，金无生气，阴阳之枢转不灵，清浊混淆，其湿从何而化乎？再进调中化湿，斯为合法。

生白术一钱五分 广陈皮一钱 白茯苓二钱 生谷芽一钱五分 茅苍术一钱五分 水法夏一钱五分 炙甘草八分 生米仁三钱 紫绍朴一钱

又 调中化湿见效，所嫌六脉细弱，五脏皆虚。究其最虚者，惟脾胃耳。中阳困弱，上下失调。然邪症虽退，而真元未复，拟用六君合建中，方列于左。

西党参三钱 炒白术一钱五分 广陈皮一钱 酒白芍一钱五分 白茯苓二钱 炙甘草八分 水法夏一钱五分 川桂枝八分 广木香八分 春砂仁八分 老生姜三片 大红枣三枚（《阮氏医案》）

【评议】本例为暑湿侵淫表里，弥漫三焦的病证。盖暑为热之气，暑多夹湿。夏日暑热盛行，蒸动湿气，人在气交之中，感受暑湿，“壮者气行则已，怯者着而为病”（《素问·经脉别论》）。患者平素体虚，无力抗邪，遂令暑湿着而为病。观其症情，头目昏胀，胸膈痞闷，时觉寒热，显系暑湿客于上焦肺卫；肚腹疼痛，乃邪入中焦，气机阻滞，不通则痛使然；小水短黄，是湿热流注下焦之象；脉来涩滞，舌苔厚腻，湿邪留着明矣。故初诊以藿朴夏苓汤加减，意在宣畅气机，解暑利湿，药后虽获小效，但湿性黏腻，盘踞中宫，脾胃困顿，以致水谷之精微不化，清浊混淆，故续投调中化湿之剂而湿邪得祛，惟脾胃未健，真元未复，善后以补中益气为法，堪称熨帖。

风温夹湿伤于手足太阴治案

盛 右关脉浮数，舌苔微白，风温夹湿，伤于手足太阴。肺气上郁则咳嗽，脾湿下流则便溏，兼之阳气独发，热而无寒。治以辛凉解表兼利气，佐以淡渗清热而和脾。

连翘壳一钱 淡豆豉一钱 荆芥穗八分 苦杏仁一钱 鼠黏子一钱 苏薄荷八分 北桔梗八分 淡竹叶八分 生谷芽二钱 赤茯苓二钱 紫川朴八分 川通草八分（《阮氏医案》）

【评议】风温夹湿，伤于手足太阴，方用银翘散加减以辛凉解表，此即吴鞠通“治上焦如羽，非轻不举”之谓；赤苓、通草淡渗利湿，所谓“治湿不利小便非其治也”；复加川朴通畅气机，寓“气化则湿化”之意。堪称法合方妥药当，值得借鉴。

麻黄连翘赤小豆汤加减治外有表邪湿热郁蒸发黄案

程 脉象濡弱涩滞，略兼弦紧，舌苔白腻，四肢酸软，胸膈痞闷，时觉微寒微热。此系内伏暑气，外受风寒，湿热郁蒸，发为黄疸。肤表无汗，小便短黄，郁久不治，恐成肿胀。急宜开鬼门，洁净府法主治。

西麻黄八分 赤小豆三钱 连翘壳一钱半 绵茵陈二钱 六神曲二钱 淡豆豉一钱半 紫川朴一钱 川通草一钱 苦杏仁一钱半 赤茯苓三钱（《阮氏医案》）

【评议】外感风寒，内蕴暑湿，湿热郁蒸，发为黄疸，当属阳黄之证。方用麻黄连翘赤小豆汤外解表邪，兼利湿热，复合茵陈、赤苓、通草以利湿退黄。《内经》有“开鬼门，洁净府”之谓。开鬼门者，疏松汗孔，解表发汗是也；洁净府者，决渎水道，通利小便是也。本例治法，与此正合。案云：“郁久不治，恐成肿胀”，从现代医学来说，黄疸型肝炎变成肿胀，大多是肝坏死的表现，即是病情加重的征象。阮氏在当时的情况下，通过反复临床观察，深知此等病情的危重性，故用“恐”字来表述，实属不易。

湿热下注大肠致滞下治案

谢　湿热下注大肠，化物有碍，传导失常，大便时腹痛后重，或红或白，致成滞下之症。治宜渗湿断下，斯为合法。

臭椿皮三钱　赤茯苓一三钱　地榆炭钱半　紫川朴八分　南京术钱半　山楂炭三钱　洁猪苓钱半　香连丸八分，吞送　炒黄柏钱半　银花炭钱半　煨葛根八分（《阮氏医案》）

【评议】治疗湿热痢，一般多用白头翁汤、葛根黄芩黄连汤之类。本例用药别具一格，尤其是椿根皮之用，比较鲜见，值得借鉴。

三仁汤加味治湿温案

应　三疟延至数月，脾阳困弱，复受湿邪袭肺，清肃无权，湿化热而为痰，火载气而上逆，喘嗽渴饮，汗多自利，阴阳两伤，邪热益炽，即疟邪变成湿温，互相为虐矣。拟以三仁汤加味治之。

苦杏仁一钱半　飞滑石三钱　紫川朴八分　淡芦根钱半　白蔻仁八分　水法夏一钱半　白通草八分　连翘壳钱半　生米仁三钱　淡竹叶一钱半　生谷芽一钱半　生竹茹钱半（《阮氏医案》）

【评议】三仁汤是《温病条辨》治疗湿温初起的名方，功能疏利气机，清热利湿，其着重点在于“宣通肺气”，所谓“气化则湿化”是也。本例疟疾湿温相互为患，阮氏用三仁汤加味，意在宣畅肺气，清化湿热，而不专事治疟，确是抓住了病理之关键，效果可期。阮氏精通温病之治，于此可见一斑。

湿热弥漫上中下三焦治案

柯 湿蕴中焦，弥漫上下，恶寒身热，缠绵不已，致成湿温。仿吴氏三仁汤加味治之。

白蔻仁八分 苦杏仁钱半 生米仁三钱 飞滑石三钱 淡竹叶钱半 水法夏钱半 川朴花八分 川通草八分 生谷芽钱半 淡芦根二钱（《阮氏医案》）

【评议】吴鞠通治疗湿温，很重视宣畅肺气，所谓“气化则湿化”是也。三仁汤系《温病条辨》方，功能宣肺利气，清热渗湿，药虽平淡无奇，但对湿温初起，症见面色淡黄，胸闷不饥，午后身热，苔白不渴，脉濡等，颇为适合。本例恶寒身热缠绵不已，是湿性黏腻，与热相搏，如油入面，胶结难解故也。三仁汤用之，恰合病因病机。

内外分消法治三焦湿热案

马 湿气漫弥三焦，决渎失职，清浊混淆，浊邪内扰，则小水短黄；清阳外郁，则身体发热。当从清利三焦，内外分消法。

飞滑石三钱 白蔻皮钱半 粉葛根八分 紫绍朴八分 苦杏仁钱半 水法夏钱半 水佩兰八分 川通草八分 连皮苓三钱（《阮氏医案》）

【评议】编者归纳前人治疗湿病有三大法则：宣畅肺气，气化湿化；健运脾胃，调其升降；治湿之要，宜利小便。本例因湿邪弥漫三焦，故阮氏将上述三法融于一方，采用吴鞠通《温病条辨》三仁汤加减，俾湿从上中下三焦分消，厥疾可瘳。

藿朴夏苓汤合平胃散化裁治暑湿伤脾案

朱 暑湿伤脾，腹中痞胀，不思饮食，四肢酸软，兼之肺气不得宣布，胸背亦胀。当从手足太阴主治。

广藿香钱半 水法夏钱半 白茯苓二钱 生谷芽二钱 茅山术钱半 广陈皮一钱 紫川朴一钱 白蔻壳一钱 大豆卷二钱 生香附钱半 广郁金钱半（《阮氏医案》）

【评议】处方乃藿朴夏苓汤、平胃散合化，功能宣畅肺气、清化湿热，对于湿重于热出现的上述证候，颇为合适。

茵陈胃苓汤治湿热黄疸案

章 湿伤脾胃，四肢酸软，身体面目俱黄，小便不清，致生黄疸之症。拟以茵陈胃苓汤治之。

西茵陈二钱 生白术钱半 白茯苓三钱 久陈皮一钱 洁猪苓钱半 建泽泻二钱 川桂枝八分 紫绍朴八分 炙甘草六分（《阮氏医案》）

【评议】黄疸当分阳黄、阴黄两大类型，本例身体面目俱黄，当是黄如橘子色，属阳黄范畴，故用茵陈胃苓汤清利湿热为治。

暑病湿轻热重治案

丁　治暑必兼利湿，但湿轻热重，身热烦躁，口燥津伤，理宜清热解暑，佐以利湿。

鲜石斛二钱　丝瓜络二寸　连翘壳二钱　水佩兰八分　鲜芦根三钱，去节　西瓜翠三钱　扁豆花一掬　川通草八分　鲜荷叶一角　淡竹叶钱半　生竹茹一丸　糯稻根一握（《阮氏医案》）

【评议】湿热为病，其辨证当分湿重于热、热重于湿、湿热并重三大证型。本例据证当属“热重于湿”，故治法以清热为主，化湿为辅。值得一提的是，王孟英连朴饮（厚朴、黄连、菖蒲、半夏、豆豉、栀子、芦根）后世多用于热重于湿之证，可参。

清利三焦兼透解法治暑温夹湿案

张　六脉涩滞，舌苔灰燥，系暑温夹湿，口干渴饮，身热便溏，烦躁不宁。拟以清利三焦，兼透解法

飞滑石三钱　淡竹叶钱半　连翘壳钱半　川通草八分　生山栀钱半　荷花叶钱半　水佩兰钱半　广郁金一钱　粉葛根钱半　川朴花一钱　鲜芦根三钱（《阮氏医案》）

【评议】暑湿侵犯，三焦俱病，故以清利三焦为治，方中竹叶、连翘、荷叶清宣上焦肺气，兼透解暑邪；佩兰、朴花祛除中焦湿邪；滑石、通草、芦根清利下焦湿热；葛根解肌退热；山栀善清三焦邪热；郁金开郁以利邪气外达。此三焦同治，表里分消之法。

湿热下注致淋浊治案

李 老年淋浊，小便点滴涩痛，系湿热下注，气化不通使然也。

粉萆薢三钱 肥知母二钱，盐水炒 益智仁一钱 建泽泻二钱 赤茯苓三钱 真川柏二钱，盐水炒 台乌药一钱 甘草梢八分 九节蒲八分 软紫胡六分 紫瑶桂六分（《阮氏医案》）

【评议】湿热下注，气化不利而致淋浊，用萆薢分清饮加减治之，颇为恰当。盖萆薢分清饮由萆薢、乌药、益智仁、茯苓、石菖蒲、甘草梢组成，功能温肾利湿，分清去浊，主治膏淋白浊，本例加味用之，尚称妥当。

风温夹湿重证治案

谢 风温夹湿，头痛身热而汗漐漐，周身痹痛沉重，大便溏薄，口干咳嗽，神气不清，胡言乱语，苔黄脉数，法以清热利湿为主治。

炒山栀三钱 生苡仁三钱 淡竹叶钱半 淡黄芩钱半 连翘壳三钱 苦杏霜钱半 水法夏钱半 水云连一钱 汉防己钱半 益元散三钱 广郁金钱半（《阮氏医案》）

【评议】“神气不清，糊言乱语”，表明湿热已蒙蔽心窍，处方有病重药轻之嫌，当配合菖蒲郁金汤（菖蒲、炒栀子、竹叶、牡丹皮、郁金、连翘、灯心、木通、竹沥、玉枢丹），似更合适。

三仁汤加味治风寒外袭湿食内滞案

韩　六脉浮沉涩滞，舌苔厚腻黄燥。此系风寒湿食之邪，袭伤表里，壅遏三焦，是以身体沉重疼痛，微寒微热，胃困多痰，不饥不食。上致清阳蒙闭，则耳鸣头胀；下致气化不清，则小水短黄。议从表里兼治，温凉并进，斯为合法。

苦杏仁钱半　半夏曲钱半　大豆卷三钱　生苡仁三钱　制绍朴八分　白蔻仁八分　飞滑石三钱　川通草八分　生谷芽三钱　鲜芦根三钱　淡竹叶八分（《阮氏医案》）

【评议】风寒外袭，湿食内滞，三焦壅遏，气化不利，是以身重体重，微寒微热，头胀耳鸣，小溲黄短由是而作。舌苔厚腻而黄燥，表明湿已化热，津液有伤。故方以三仁汤加味宣肺气，化湿邪，消食滞，兼以甘凉生津，表里兼治，内外分消，使三焦气化通畅，邪有去路，其疾可瘳。

附 录

湿热病证辨治钩玄

湿热病证是指由湿热病邪所引起的诸多病证的总称，在外感疾病和内伤杂病中均可见之，其发病率甚高，朱丹溪尝谓：“六气之中，湿热为患，十之八九。”从现代临床来看，湿热病证所涉及的病种很多，诸如伤寒、副伤寒、病毒性肝炎、钩端螺旋体病、细菌性痢疾、急性胃肠炎、慢性胃炎、风湿性关节炎、肾盂肾炎、盆腔炎、阴道炎、小儿夏季热、湿疹、痤疮、带状疱疹等，均可出现中医湿热病证的临床表现，用湿热病证的方药进行治疗，常能获效，这点必须首先明确。

编者从事湿热病证的研究多年，自1984年以来，曾有相关论著问世。下面着重谈外感湿热病证的辨证和治疗，以及个人提出建立中医湿热病学的意见。

一、辨证关键

湿热病证的辨证，临床应掌握以下几个关键：

1. 明确提纲得要领

湿热病证症情复杂，变化多端，但初起必有其特有的症状可资识别。薛生白通过细致观察，总结出几个主要症征，作为本病证的主要依据，如《薛生白湿热病篇》开宗明义地指出：“湿热证，始恶寒，后但热不寒，汗出，胸痞，舌白，口渴不引饮”，薛氏自称“此条乃湿热证之提纲也”。所谓“提纲”，是指这些症状最能反映湿热病证的特点，最有代表性，医者明乎此，便能在错综复杂的病情变化中，抓住疾病的关键，确立诊断。湿热病证何以会出现上述症状，而这些症状又为何作为辨证的提纲？薛氏对此做了详尽的解释，他说："始恶寒者，阳为湿遏而恶寒，终非若寒伤于表之恶寒，后但热不寒，则郁而成热，反恶热矣。热盛阳明则汗出，湿蔽清阳则胸痞，湿邪内盛则舌白，湿热交蒸则舌黄，热则液不升而口渴，湿则饮内留而不引饮。"要皆湿热阻遏，脾胃失调之变。证诸临床，湿热病证早期阶段确以上述几个证候为主要表现，薛氏将其作为辨证提纲，颇有见地。江西中医学院万友生教授认为湿温病的辨证，重点应掌握以下几个基本特征：①发热来势甚渐，逐日加重，缠绵不易退清，一日之间，午后较甚，日晡最高；②汗出不透，且多不能下达；③嗜睡，神识不甚清明；④口腻，胃呆，胸闷，呕恶，腹部膨胀，大便溏而不爽，口渴不欲饮或不多饮，或喜热饮，必至湿已化尽才喜冷饮；⑤舌苔初起多白，继而由白转黄，由黄转黑；⑥脉象多濡。（《中医杂志》1955年第6期15页）尽管万氏指的是湿温病的主要特征，但对湿热病证具有普遍指导意义，很切临床实用。

2. 湿热轻重须分清

湿热病证的辨证，其主要的关键在于辨清湿与热之孰轻孰重。由于病人体质有偏阴偏阳之异，脾胃功能有偏虚偏实之别，病邪因而随之转化，出现湿偏重、热偏重或湿热并重的不同证型。一般来说，湿偏重者多见于脾阳素虚者，表现为湿邪蕴脾，清阳受困的症候；热偏重者多见于胃阳素旺者，表现为邪热炽盛，津液耗伤的症候。从病期来看，湿偏重者多见于疾病初起及前期阶段，随着病邪的深入，湿邪化热，则渐次转变为湿热并重或热重于湿。严鸿志《感证辑要·湿热证治论》指出："湿多者，湿重于热也。其病多发于太阴肺脾，其舌苔必白腻，或白滑而厚，或白苔带灰兼黏腻浮滑，或白带黑点而黏腻，或兼黑纹黏腻，甚或舌苔满布，厚如积粉，板贴不松。脉息模糊不清，或沉细似伏，断绝不匀，神多沉困似睡，证必凛凛恶寒，甚而足冷，头目胀痛，昏重如裹如蒙，身痛不能屈伸，身重不能转侧，肢节肌肉痛而且烦，腿足痛而且酸，胸膈痞满，渴不引饮；或竟不渴，午后寒热，状若阴虚，小便短涩黄热，大便溏而不爽，甚或水泻……热多者，热重于湿也，其病多发于阳明胃肠，热结在里，由中蒸上，此时气分邪热郁遏灼津，尚未郁结血分，其舌苔必黄腻，舌之边尖红紫欠津，或底白罩黄混浊不清，或纯黄少白，或黄色燥刺，或苔白底绛，或黄中带黑，浮滑黏腻，或白苔渐黄而灰黑。伏邪重者苔亦厚且满，板贴不松，脉象数滞不调，证必神烦口渴，渴不引饮，甚或耳聋干呕，面色红黄黑混，口气秽浊，余则前论诸证或现或不现，但必胸腹热满，按之灼手，甚或按之作痛。”对湿偏重、热偏重两种证型的病位、病机、主要证候，阐发无遗，尤其对舌苔的描述更加具体，诚为辨证之着眼点，足资临床参考。

3. 病位浅深应审察

湿热伤人，病邪的传变一般由浅入深，由上及下，各阶段可出现不同的证候。要而言之，初期邪在卫分或上焦，病位较浅，见证以发热微恶风寒，午后热甚，身重体痛，头胀胸闷，舌白不渴，脉象濡缓为主；亦有初起邪入心包，出现神昏肢厥，即叶天士所谓“逆传心包”，吴鞠通将其归入上焦证。卫分之邪不解，则传入中焦气分，病位主要在脾胃，此阶段一般流连时间较长，可出现湿偏重、热偏重，或湿热并重等不同证型。若湿热进一步化火化燥，重伤津液，则病邪可深入下焦营血，出现壮热口干，神昏谵语，发斑疹，心烦不寐，甚或便血衄血，抽搐痉厥等心营受扰，肝风内动，耗血动血的危重症候。上述卫、气、营、血，或上焦、中焦、下焦，反映病变过程中病位之浅深，病情之轻重，临床务必辨识清楚。

必须说明，湿热病证的辨证，尤其是辨别病位之浅深，宜将六经辨证、卫气营血辨证、三焦辨证综合地加以运用，但这些辨证方法，其核心均离不开脏腑辨证。兹结合临床实际，将湿热病邪侵犯各脏腑的主要临床症候，列简表如下：

病位	主要证候
肺	恶寒发热，头重身痛，咳嗽痰黏，舌苔薄黄腻，脉象濡缓或濡数
心包	神识昏蒙，时清时昧，舌苔黄腻或浊腻，脉象濡缓或滑数
膜原（半表半里）	寒热如疟，恶心呕吐，脘腹满闷，胸胁胀满，纳呆，舌苔黄白而腻，或白如积粉，脉象弦数
脾、胃	身热不扬或稽留不退，脘闷腹胀，纳呆不饥，口黏不渴，或渴不引饮，大便溏滞，或发白痦，或面目肌肤发黄鲜明如橘子色，小便短少黄赤，舌红苔黄腻，脉象濡数
小肠	大便溏泄，小便短少黄赤，小腹胀满，舌苔黄腻或舌尖糜烂，脉象濡数
大肠	腹部胀满，大便不爽，或里急后重，便下黏液，纳呆脘痞，舌苔黄腻，脉象滑数
肝、胆	寒热往来，胁肋胀痛，口苦呕恶，纳减厌油，或身目发黄，小便短赤，或阴囊湿疹，或睾丸肿胀热痛，在妇女则带下黄臭，外阴瘙痒，舌红苔黄腻，脉象弦滑数
肾、膀胱	尿急、尿频、尿痛，或小便淋沥不畅，尿色黄赤混浊，腰部酸重或胀痛，舌苔黄腻，脉象滑数

4. 邪正盛衰宜权衡

《素问·通评虚实论》云：“邪气盛则实，精气夺则虚。”在湿热病证过程中，由于正邪双方的激烈斗争，至后期阶段，随着正气的不断耗损，往往出现虚证或虚中夹实之证。所谓“虚”，根据临床所见，主要表现为津液不足，特别当湿热化燥，邪入营血，或深入下焦阶段，津液耗伤的矛盾更为突出，至恢复期阶段，则多见余邪逗留，津液未复的证候。又因湿热病证特别暑湿病的病因是既受湿又感热（暑），暑热易伤元气，所以在病变过程中，常可出现发热，短气乏力，口渴多汗，唇齿干燥的气阴两亏之证，这些都是虚证中较常见的。此外，更应注意虚证中的变局，因为湿为阴邪，湿重热轻者，可出现脾胃阳虚证，即叶天士所谓“湿胜则阳微”是也。值得重视的是，当邪入血分，迫血下行而致便血过多时，不仅伤阴，更有甚者，可导致阳虚气脱出现面色苍白，汗出肢冷，舌淡无华，脉象微细等危重症象，此等变证，临床尤宜细察。在虚实辨证上，重点在于观察患者的面容、神态、气息、舌苔、脉象等，其中审察脉之有神无神，舌之色泽荣枯和苔之厚薄润燥，以及白瘖、斑疹之色泽和形态等，尤有诊断价值。

二、治法要点

湿热病证的治疗，总的原则是根据病邪之微甚，病位之浅深，正气之盛衰，以及湿与热之孰轻孰重等情况，随证立法，依法疏方。一般来说，邪在上焦（卫分），治遵叶天士“在卫汗之可也”之旨，法取微汗，宜轻宣透达，多用芳香宣化之剂，如藿香正气散、三仁汤之类。薛生白对“湿在表分”，药取藿香、香薷、苍术皮、薄荷、牛蒡子等味，挟风头痛者，加羌活；暑湿郁闭肌腠，症见胸痞发热，肌肉微痛，始终无汗者，当清透暑湿，药用六一散，薄荷叶泡汤调下；湿热伤于肌肉，流注关节，出现恶寒发热，身重，关节疼痛，宜滑石、大豆黄卷、茯苓皮、苍术皮、藿香叶、鲜荷叶、白通草、桔梗等味清透渗利并用；若湿热蒙蔽心包，则用菖蒲郁金汤送服至宝丹以辟浊开窍。邪在中焦（气分），主以宣化疏运，当分湿与热之轻重而治，《医林绳墨》指出：“如湿胜者，当清其湿；热胜者，当清其热。湿胜其热，不可以热治，使湿愈重；热胜其湿，不可以湿治，使热愈大也。”大概言之，湿重者，宜苦温燥湿为主，清热为辅，方用藿朴夏苓汤、不换金正气散之类，药如半夏、苍术、草果、厚朴、蔻仁、大腹皮等；热重者，应以苦寒清热为主，化湿佐之，方用连朴饮、黄芩滑石汤之类，药如黄芩、黄连、山栀、滑石、竹叶等；湿热并重者，清热化湿兼用，方用甘露消毒丹，一清阳明之热，一燥太阴之湿。湿热流注下焦，当以渗利为法，俾湿热之邪从小便而出，方如茯苓皮汤。以上“开上”“宣中”“渗下”诸法，是针对湿热病邪所在部位而设，乃不易之治法。若湿热化燥，热盛阳明气分，则用白虎汤清凉泄热；若燥热内结，腑气不通，当通腑泻实，宜凉膈散、承气诸方酌情用之。湿热化燥伤阴，病入下焦（营血分）者，当分下列情况而治：病初入营，法遵叶天士“入营犹可透热转气”，宜清营汤清营泄热，透热转气；邪陷心包，则用清宫汤合安宫牛黄丸、紫雪丹、至宝丹之类清心开窍为急务。邪入血分，迫血妄行，而见耗血动血之候，亟须凉血解毒，方用犀角地黄汤、化斑汤之类，此即叶天士“入血就恐耗血动血，直须凉血散血”之意；若便血过多而出现气随血脱之证，宜急用独参汤益气固脱；若热盛动风，可用羚角钩藤汤。久病下焦肝肾之阴亏损，则用咸寒之属以滋填下焦真阴，方如加减复脉汤，大、小定风珠之类。病至恢复期，可根据症情，投以益气养阴、健脾醒胃之品，尤当重视余邪之清理，慎防死灰复燃，以致复发。如薛生白治湿热证火势已退，惟口渴汗出，骨节痛，余邪留滞经络，用元米汤泡于术，一以养阴，一以祛湿，寓祛邪于扶正之中；又如治湿热证，诸证皆退，惟目瞑则惊悸梦惕，余邪内留，胆气未舒，药用酒浸郁李仁、猪胆皮清泄肝胆余邪，姜汁炒枣仁养肝安神，标本兼顾，如是则正复邪却，不留后患。以上是湿热病证治法之大要。下面着重讨论治疗上几个带有关键性的问题：

1. 宣畅肺气，气化湿化

肺的生理功能是主气，性喜宣降，能通调水道，下输膀胱，为水之上源。潴留在体内的水湿，有赖肺气的宣发和肃降，使之下输膀胱而排出体外。湿邪伤人，初起肺卫受伤，肺气因而郁闭，失其宣降之职，致湿邪留滞为患，故治疗湿病（湿热病证自不例外），宣畅肺气十分重要。叶天士尝谓："三焦病，先治上焦，莫如治肺，以肺主一身之气化。"对湿热病证的治疗，强调"开上郁，从肺论治"之法。石芾南《医原》更明确指出："治法总以轻开肺气为主，肺主气，气化则湿自化，即有兼邪，亦与之俱化……湿热治肺，千古定论也。"石氏认为不仅外感湿热当治肺，即内伤湿热，莫不皆然，如说："再以内伤湿热言之……且上窍一开，下窍自注，治法不外辛淡、清淡……辛苦通降"等法。至于宣肺开上之药，多取杏仁、桔梗、蔻仁、枇杷叶之类。试观吴鞠通的三仁汤，全方以轻清开泄为主，尤以杏仁为君药，旨在开肺气以化湿邪，吴氏自释曰："惟三仁汤轻开上焦肺气，盖肺主一身之气，气化则湿亦化也。"

2. 健运脾胃，调其升降

湿热病证的病变重心在于脾胃，薛生白指出："湿热病属阳明太阴经者居多。"又说："太阴内伤，湿饮停聚，客邪再至，内外相引，故病湿热。"因此，调整脾胃功能，在治疗上显得特别重要。盖湿为重浊之邪，最易阻碍脾运，升降为之逆乱，气机为之窒塞。因此，调整脾胃功能，要在助其运化、调其升降上下功夫。诚如吴鞠通所说："中焦病重，故以升降中焦为要。"考治疗湿热病证的常用方剂，诸如三仁汤、藿朴夏苓汤、藿香正气散、甘露消毒丹、连朴饮等，方中多取苍术、厚朴、陈皮、半夏、茯苓、蔻仁、藿香、薏苡仁等运脾化湿，芳香醒胃，以利升降之药，足见其重视调理脾胃之一斑。

3. 两分湿热，其病易解

湿热合邪，热寓湿中，湿处热外，徒清其热，外湿不化，徒祛其湿，里热愈炽，故清热化湿，两者兼顾，为湿热病证治疗的基本法则。叶天士提出："渗湿于热下，不与热相搏，势必孤矣。"这种促使湿热分离，孤立邪势的治疗方法，可谓深得湿热病证论治之精髓，确能缩短病期，提高疗效。至于具体用药，又当根据湿与热之孰轻孰重，或以清热为主，或以化湿为要，贵在临证变通耳。

4. 着力气分，截断病势

湿热病证邪气流连气分时间较长，证候变化亦较复杂。吴鞠通着重指出："湿温较诸温，病势虽缓而实重，上焦最少，病势不甚显张，中焦病最多。"正因为中焦气分的病变最多，所以"当于中焦求之"，即重点应抓住气分阶段的治疗。我院已故名医潘澄濂研究员在实践中也体会到："湿温证的治疗，使其能在气分阶段得以扭转或截断很重要。若待其发展为营血证，则病情就较严重。从较多病例观察，确有这样情况，所以说处理好气分证是关键所在。"我们体会，湿热病证的治疗之所以要把好气分这一关，不仅在于病邪往往流连气分时间较长，更重要的，从温病传变角度来看，气分阶段是正邪相争的关键时刻和病势发展的转折时期。一般地说，病邪初入气分，化燥伤阴之现象尚未突出，此时正气尚盛，如能积极进行合理的治疗，往往能堵截病邪发展，扭转病势，使病变向好的方向转化；反之，如气分证得不到及时控制，病邪就会深入营分，乃至血分，使病变逆转。由此可见，把好气分关，对于提高疗效，有着重要的意义。

5. 通利小便，给邪出路

前贤有云："治湿不利小便，非其治也。"是指通利小便以导邪外出是治湿之大要。湿热病证的病邪既是湿与热合，故此法尤不可忽视。叶天士所谓"渗湿于热下"，实则寓利小便以祛除湿邪之意，特别是他提出的"通阳不在温，而在利小便"，深刻地阐明了通利小便在治疗湿热病证上的特殊价值。盖湿热伤人，因湿为阴邪，往往出现湿遏热伏、阳气郁闭不宣的病理现象，昧者不究病机，若用温药宣通阳气，势必助长邪热，其病益甚。惟用化气利湿之法，使小便通利，如是则湿去而阳气自然宣通，诚如陈光淞所说："盖此语（指叶氏言）专属湿温，热处湿中，湿蕴热外，湿热交混，遂成蒙蔽，斯时不开，则热无由达，开之以温，则又助其热。然通阳之药，不远于温，今温药既不可用，故曰通阳最难。惟有用河间分消宣化之法，通利小便，使三焦弥漫之湿，得达膀胱以去，而阴霾湿浊之气既消，则热自透，阳气得通矣。"究其方药，宜乎甘淡渗利，茯苓皮汤为其代表方剂，药如芦根、滑石、通草、薏苡仁、茯苓等，利湿而不伤阴，又无助热化燥之弊。当然，通利小便之法不可滥用于湿热病证的各个阶段，特别是当湿热已化燥伤阴，病入营血，而应慎用或忌用。

6. 明悉三禁，执而不泥

吴鞠通对湿温病的治疗有"三禁"之说，谓"汗之则神昏耳聋，甚则目瞑不欲言，下之则洞泄，润之则病深不解。"这是吴氏针对湿温病的病邪特性，病理变化和证候特点，提出诊治上的注意点，以防误治而造成不良后果，对临床确有一定的指导意义。但临床绝不能把它看作一成不变的公式，而是要根据证情知常达变，灵活地加以掌握运用。

（1）关于禁汗：湿温初起，可见头痛、恶寒、身重疼痛等症，这是湿伤肌表，卫阳被遏所致，颇似太阳病的表实证，亦有类温热病的卫分证。但湿为阴邪，其性黏腻，非若寒邪之用辛温一汗即解。温邪之用辛凉一表即退，所以麻桂、银翘之类俱非所宜。特别是辛温峻汗之剂，不仅不能达到祛除湿邪的目的，反而会助长热邪，使湿热蒸腾于上，清窍被蒙，而出现神昏、耳聋、目瞑等变证。然湿热既在肌表，舍解表之法，邪将何出？是以汗法又未可摒弃也。薛生白明确指出："湿病发汗，昔贤有禁。此不微汗之，病必不除。盖既有不可汗之大戒，复有得汗始解之治法，临证者知所变通耳。"盖"微汗"二字，大有深意，提示湿温汗法，当取微汗为宜。由此可知，湿温初起，邪在肌表，汗法在所必需，只不过是禁用辛温大发其汗。至于具体用药，应结合湿热合邪的特性，宜用轻清透达、芳香宣化之品，如藿香、佩兰、薄荷、牛蒡、芦根、苍术皮、大豆卷、豆豉、竹叶等。要之，当汗不汗，坐失良机，汗之不当，变证丛生。这是我们对湿温病应用汗法的认识。

（2）关于禁下：湿温病总以脾胃为病变中心，由于湿热氤氲脾胃，中焦气机不畅，升降失调，常可出现脘痞腹胀等类似胃腑积滞之证，此时若认为胃实而投苦寒攻下，势必导致中阳受损，脾气下陷，遂致洞泄不止。若误施于脾湿偏重者，其后果尤为严重，此吴氏所以有禁下之设。但湿热化燥，胃腑结实，或湿热夹滞，交阻胃肠，又当及时攻下，不可姑息容奸。薛生白对湿热化燥，邪结胃腑，用承气汤急下存阴。吴鞠通在其医案卷一湿温篇中，载王某一案，相继用小承气、调胃承气、增液承气攻下。可见湿温并不一概禁用下法，要在用之合宜。王孟英说：“湿未化燥，腑实未结者，不可下耳，下之则利不止，如已燥结，亟宜下夺，否则垢浊熏蒸，神明蔽塞，腐肠烁液，莫可挽回。”对于湿温下法之应用，可谓深得奥旨矣。

（3）关于禁润：本病邪在卫气，常可出现午后热象较著，状若阴虚，口渴等症。盖湿为阴邪，自旺于阴分，故见午后热甚；湿热内蕴，气机郁滞，不能敷布津液于上，故见口渴。若误认午后热甚为阴虚阳亢，口渴为津液耗伤，而投柔润阴药，与湿邪（属阴）同气相求，两阴相合，势必造成病邪锢结难解的局面，所以吴氏告诫后人，滋阴法在某种情况下，亦是湿温之一禁，这是言其常。至于变，当湿热化燥，邪入营血，出现耗血动血，阴津劫伤的情况下，滋阴法又当必用，《薛生白湿热病篇》：“湿热证，上下失血或汗血，毒邪深入营分，走窜欲泄，宜大剂犀角、生地、赤芍、丹皮、连翘、紫草、茜草根、银花等味。”

雷少逸《时病论·湿热病篇》："如或失治，变为神昏谵语，或笑或痉，是为邪逼心包，营分被扰，宜用祛热宣窍法加羚羊、钩藤、玄参、生地治之。"由是可见，湿温禁润，并非戒律，关键在于既要正视湿邪阴腻的特性，不可妄投柔润以助阴邪；又要注意湿热化燥伤阴的变局，果断地应用滋阴养液以挽回生机。

总之，湿温三禁是吴氏经验之总结，有一定的实践意义，学者必须明悉。但在实际运用时，又当灵活对待，不可视为戒律，总以临床证状为依据，当禁则禁，该用即用，所谓"有是证即用是药"是也，切勿囿于"三禁"之说而贻误病机，此又不可不知也。

三、倡建中医湿热病学

中医学术的发展，需要新学说、新学科的不断建立。当然这种新学说、新学科的建立，绝不是无根之木、无源之水，更不是凭空想象、主观臆断所能完成的。众所周知，任何重大科学成就都是在继承前人已取得的各方面成果的基础上发展起来的。研究综合前人有关成果，分析其已达到的水平及其存在的问题，是近代自然科学研究的重要手段之一。毫无疑义，中医湿热病学的建立，必须建筑在前人已取得成果的基础上，即对前人的经验和理论加以整理研究，推陈出新，把它提高到一个新的水平，使之成为更完善、更科学、更先进的学说和学科，以适应新时代的需求，这就需要我们作艰苦细致的创造性劳动，避免低水平重复。国家对中医学术的继承和发扬提出"继承不泥古，创新不离宗"的指导方针，无疑是十分正确的。

建立中医湿热病学具备以下几个有利的条件和基础：

1. 古代文献内容丰富。祖国医学文献浩如烟海，其中有关湿热病证的论述，极为丰富。早在《内经》这部经典著作中，就有"湿热不攘，大筋软短，小筋弛长"等记载，《难经》已将"湿温”列为广义伤寒的五种病证之一。此后，历代医家于此多有阐述，特别是明清时期，随着温病学说的发展和成熟，湿热病证的研究有长足的进步，并有不少论著问世，如叶天士《温症论治》中有不少篇幅论及湿热（或湿温）；薛生白《湿热条辨》堪称湿热病证的专著；吴鞠通《温病条辨》对“湿温”的论述更为详尽；雷少逸《时病论》“秋伤于湿”章列“湿热”“湿温”两个病种，专题予以发挥。凡此，均为今天研究湿热病证并建立中医湿热病学提供了极为丰富和宝贵的文献资料。

2. 湿热为患十分广泛。近年流行病学调查研究证实，湿病（包括湿热病证）在人群中患病率高达10.55%~12.16%，足见其发病之广，为害之大。更值得指出的是，现代自然环境和人们生活条件的改变，湿热病证的发病率已有上升趋势，如工业废气排放污染空气，导致全球气候变暖；生活和工作场所普遍使用空调，使人汗液排泄不畅，热郁体内；不良的饮食习惯，如嗜食肥甘、酒酪、炙煿之物等，均易招致湿热病证的发生。因此加强对湿热病证的研究，建立中医湿热病学，从防治常见病、多发病，保障人类健康来说，意义是十分重大的。

3. 湿热理论特色鲜明。中医有关湿热病证的理论，包括病因、病机、证候和辨治等，见解独到，如对湿热病邪缠绵难解的特性，病变重心在脾胃，辨证重视察舌，治疗须分离湿热，强调宣畅肺气、通利小便，等等，均富有特色，很值得深入研究。建立中医湿热病学，将有利于发扬中医在这方面的特色和优势。

4. 现代研究成果可观。现代对湿热引起的肝炎、菌痢、肠炎、尿路感染等疾病，各地有不少临床研究报道，其中不乏大宗病例疗效总结，充分显示了清化湿热、清热利湿等治法的显著效果。近年来有关湿热病证候规范化的研究亦有进展。在实验研究方面，湿热证动物模型业已建立，湿热病证的微观病理变化逐渐被揭示，检测方法和指标亦有新的发现，特别是对治疗湿热病证的有效方药，诸如茵陈蒿汤、五苓散、八正散等做了现代药理研究，探讨其作用原理，并取得了可喜成果，从而为建立中医湿热病学创造了有利条件。

基于中医有关湿热病证的理论源远流长，内容丰富，特色鲜明，已形成了一套较为系统的经验和理论，因此建立中医湿热病学是完全有基础的，这也是时代的需要，人民卫生保健事业的需要，中医学术发展的需要。为此，我们于2016年申报了浙江省中医药科研项目“名老中医盛增秀中医湿热病学的构建”被批准立题，现正在实施中。

四、湿热病证验案举隅

例1：脾虚湿重于热案

王某，女，52岁，2015年8月18日初诊。

脾主四肢，为气血生化之源。脾土素弱，运化失健，湿邪内生，困顿肢体，以致四肢倦怠，精神不振，脘宇不舒，偶有嗳气。脉来濡缓，舌苔糙腻，显系脾虚湿滞之象。其尿色黄，更是湿邪蕴热之征。治宜健脾化湿，兼以清热，标本兼顾可也。

党参15g，制苍白术各10g，茯苓10g，陈皮6g，制半夏9g，川朴花9g，藿香9g，佩兰叶9g，薏苡仁18g，茵陈15g，泽泻9g，滑石12g，生甘草5g　7剂

二诊（2015年8月25日）：药后症情明显改善，诸恙悉减，舌苔变薄，显系湿化脾健之兆象。治守原法巩固疗效。

党参15g，制苍白术各10g，茯苓10g，陈皮6g，制半夏9g，川朴花9g，藿香9g，佩兰叶9g，薏苡仁18g，茵陈15g，泽泻9g，滑石12g，生甘草5g　7剂

随访：先后就诊共3次，诸症悉瘥。

按：本例四肢倦怠，精神不振，脘宇不舒，小溲色黄，舌苔糙腻，显属湿热为病，其证湿重于热。《医林绳墨》指出：“如

湿胜者，当清其湿；热胜者，当清其热。湿胜其热，不可以热治，使湿愈重；热胜其湿，不可以湿治，使热愈大也。”故方中以藿朴夏苓汤苦温燥湿为主，清热为辅，六君子汤益气、健脾、燥湿，合而用之，共奏健脾化湿，标本兼顾之功效。药证熨帖，遂收佳效。

例2：湿热蕴中热重于湿案

罗某，女，61岁，2015年5月19日初诊。

一年来口干，口苦，口黏腻，易饿，小便黄赤。脉来弦细，舌苔薄腻微黄。胃镜提示慢性浅表性胃炎。证属湿热蕴中，胃火偏亢。治宜祛除湿热，清泄胃火。方用连朴饮。

川朴花9g，黄连6g，焦山栀9g，制半夏9g，黄芩10g，蒲公英18g，藿香9g，佩兰叶9g，干芦根15g，茵陈18g，滑石12g，茯苓10g　7剂

二诊（2015年5月26日）：药后症情明显改善，口发腻显减，舌苔变薄，乃湿热渐化之象，惟口苦仍存，此胃火未清使然。治守原法巩固疗效。

川朴花9g，黄连6g，焦山栀9g，制半夏9g，黄芩12g，川石斛9g，藿香9g，佩兰叶9g，鲜芦根30g，茵陈15g，蒲公英20g，滑石12g，茯苓10g　7剂

随访：先后就诊共3次，诸症显减。

按：本案口腻、小便黄赤、舌苔薄腻微黄，乃湿热蕴结所为；口苦、口干系胃火偏亢使然；易饿是“火能杀谷”之象。四诊合参，显属湿热蕴中，胃火偏亢之证。故方中以连朴饮苦寒清热为主，化湿为辅，同时配伍清泄胃火之品，共奏祛除湿热，清泄胃火之功。药中鹄的，其效显著。

例3：下焦湿热淋证案

宋某，女，60岁，2015年3月31日初诊。

患者原有腰椎间盘突出、慢性泌尿系感染病史，自觉小便急

迫，量少色黄，伴腰痛。脉象弦缓，舌苔薄黄。诊断为淋证，辨证属下焦湿热，治宜清利下焦湿热，佐以强腰止痛。

白花蛇舌草20g，败酱草15g，桑寄生15g，大蓟12g，小蓟12g，瞿麦12g，萹蓄12g，杜仲12g，焦山栀9g，泽泻9g，猪苓9g，茯苓9g，黄柏9g，川断9g，川牛膝9g，陈皮6g，甘草梢5g　7剂

二诊（2015年4月9日）：药后尿急显减，惟感手指微麻（原有高血压病史），治守原法化裁。

大蓟12g，小蓟12g，焦山栀9g，滑石12g，萹蓄12g，白花蛇舌草20g，泽泻9g，猪苓9g，败酱草15g，川牛膝9g，陈皮6g，生甘草5g　7剂

随访：先后就诊共4次，诸恙悉瘥。

按：《诸病源候论·诸淋病候》说："诸淋着，由肾虚而膀胱热故也"；"肾虚则小便数，膀胱热则水下涩。数而且涩，则淋沥不宣，故谓之淋。"巢元方以肾虚为本，膀胱热为标的淋证病机分析，为后世多数医家所宗。本案患者年已六旬，原有腰椎间盘突出、慢性泌尿系感染病史，本已肾气不足，加之湿热毒邪，客于膀胱，气化失司，水道不利，故而小便急迫，量少色黄；腰为肾之府，湿热之邪侵犯于肾故伴腰痛；脉象弦缓，舌苔薄黄，系湿热为病之象。方中以小蓟饮子化裁清利湿热，辅以桑寄生、杜仲、川断、川牛膝等补肾强腰。诸药配伍，共奏清利湿热，强腰止痛之功，是以获效。

例4：湿热蕴中胃痞案

吴某，女，64岁，2015年7月7日初诊。

患者胃脘胀闷多年，常伴口苦，西医胃镜检查提示：萎缩性胃炎，幽门螺杆菌阴性。就诊时，脘宇胀闷不适，口苦明显，伴尿色时黄，畏寒怯冷，腰酸，面色萎黄，四肢不温，脉象弦缓，舌苔白腻。此为湿邪夹热，蕴结中宫，阳气阻遏不宣所致，治宜

祛湿通阳。

广藿香9g，制半夏9g，川朴6g，茯苓9g，泽泻9g，猪苓9g，滑石12g，茵陈15g，薏苡同上

仁15g，炒谷麦芽各10g，制苍术10g，炒白术10g，生甘草5g，佩兰叶9g，炙鸡内金9g，白蔻仁6g　7剂

二诊（2015年7月14日）：药后脘宇胀闷已减，尿色转淡，湿热渐有化机，惟动辄汗出，畏寒怯冷，脉象弦缓，舌苔尚腻。再拟原法加补气固表之品。

制川朴6g，广藿香9g，茯苓9g，猪苓9g，制苍术10g，炒白术10g，泽泻9g，佩兰叶9g，滑石12g，茵陈15g，薏苡仁15g，白蔻仁6g，炒谷麦芽各9g，黄芪20g，防风5g　7剂

三诊（2015年7月21日）：药后症情显减，脉弦缓，苔薄腻。嗳气，善放矢。证属胃失和降，气机不畅，而湿热渐化，尚未廓清。治宜原法，以增强疗效。

黄芪20g，制苍术10g，炒白术10g，防风5g，旋覆花（包煎）10g，代赭石12g，陈皮6g，枳壳9g，广木香6g，砂仁（后下）6g，制半夏9g，藿香9g，佩兰叶9g，炒谷麦芽各10g，炙甘草5g　7剂

随访：先后就诊共4次，自觉无不适。

按：湿邪夹热，蕴结中宫，气机阻滞，故胃脘胀闷；湿热上蒸于口，则口苦；湿热邪气久羁，阳气阻遏不宣，故而畏寒怯冷，四肢不温；面色萎黄，脉象弦缓，舌苔白腻，乃湿邪阻滞之征象。治法宗叶天士“通阳不在温而在利小便”之意。予藿朴夏苓汤健脾祛湿，斡旋中州；取四苓散、六一散之类利水除湿，为方中主要部分。辅以鸡内金、炒谷麦芽醒胃悦脾，促进消化。全方燥湿利湿并用，俾湿去而阳气得复，中焦自安，遂获良效。

例5：湿热流注关节痹症案

汪某，男，46岁，2016年4月18日初诊。

痛风病史10余年，每次发作症见关节疼痛，服用西药秋水仙碱等治疗。近两日关节疼痛加剧，以左踝关节为甚，步履艰难，由亲人扶来就诊。顷诊患者面色晦滞，精神不振，呈痛苦状，左踝关节红肿热痛，扪之灼热，小便黄赤。脉象弦细，舌苔薄腻。系湿热流注下焦，客于骨节，痹阻经络，不通则痛。证属湿热痹，病名“历节”。治宜清热利湿，宣痹通络。方用苍术白虎忍冬汤、宣痹汤、四妙丸合化。

制苍术10g，生石膏（先煎）20g，知母10g，忍冬藤30g，防己9g，滑石12g，晚蚕沙12g，薏苡仁20g，连翘12g，赤小豆15g，川牛膝9g，黄柏9g，独活6g，赤芍药12g，川萆薢10g，土茯苓18g，威灵仙12g　7剂

二诊（2016年4月25日）：药后左踝关节红肿热痛已止，行动自如，舌苔变薄，脉仍弦细。此乃湿热得化，骨节活利，经络通达之佳象。原方扬鞭再进，以巩固疗效。

制苍术10g，生石膏（先煎）20g，知母10g，忍冬藤30g，滑石12g，防己9g，晚蚕沙12g，米仁20g，连翘12g，赤小豆15g，黄柏9g，独活6g，川萆薢12g，土茯苓15g，威灵仙12g，川牛膝9g，赤芍药12g，生甘草5g　7剂

随访：自觉症状基本消失，能坚持正常工作。

按：本例系湿热流注下焦，客于骨节而致。西医诊断为痛风，中医诊断为历节。以苍术白虎忍冬汤、宣痹汤、四妙散合化治之。盖苍术白虎忍冬汤系编者的经验方，由苍术白虎汤加忍冬藤而成，功擅清热化湿，通经活络；宣痹汤出《温病条辨》，为治疗湿热痹症的传世良方；四妙散由朱丹溪二妙散加味而成，善治下肢湿热痹症。合之共奏清热利湿，祛风通络之功。由于抓住湿热流注下焦的主要病机，药证恰合，遂获良效。

（盛增秀　庄爱文）

湿热致疫说

湿热作为致病因子，其在发病学上的重要意义，古人早有论述，如元代医家朱丹溪尝谓："湿热为患，十之八九"。清代医家叶天士也说："吾吴湿邪害人最广"。王孟英更对其病邪特性作了精辟的论述："热得湿则遏而不宣，故愈炽；湿得热则蒸腾而上熏，故愈横"。足见其致病之广，危害之甚。尤其值得关注的是，近年流行病学调查显示，湿热病在人群中患病率有上升趋势，这显然与全球气候变暖，人们居住环境和生活条件特别是饮食习惯等的改变有很大关系。本文着重探讨湿热与疫病发病的关系，希望在疫病防治上能引起人们对其足够重视，进一步发挥中医学在这方面的特色和优势。

疫病是指具有强烈传染性和广泛流行的一类疾病，《黄帝内经》对此早有定论："五疫之至，皆相染易，无问大小，病状相似"。《三因极一病证方论》说得更加简明："天行之病，大则流毒天下，次则一方一乡，或偏着一家"。由是观之，中医所说的疫病，与现代医学所称的急性传染病特别是烈性传染病颇相吻合。究其发病，湿热之邪乃是致疫的重要因素之一，这已被长期临床实践所证实。

夫湿热是由湿与热两邪相合而成，它既可来自外界，又可因机体内在环境失调而成，一般多由"内外相引"（薛生白语）而致人为病。湿热引起疫病，古今文献多有记述。早在《难经》一书中，就明确指出："伤寒有五，有中风，有伤寒，有湿温，有热病，有温病"。其中"湿温"，自然包括具有湿热性质的疫病。元代朱丹溪将大头瘟的发病原因，归咎于“湿热在高巅之上”。又瘴疠乃疫病之一种（通常多指恶性疟疾），究其原因，《济阳纲目》引李氏曰：“东南两广，山峻水恶，地湿沤热，如春秋时月，外感山岚瘴雾毒气，发寒热，胸满不食，此毒邪从口鼻入也”。虞抟《医学正传》也说：“岭南闽广等处曰瘴气，盖指山岚雾露烟瘴湿热恶气而名之也”。足见湿热秽恶之邪，是其主要致病因素。最令人玩味的是，明代吴又可的《温疫论》，尽管在疫病的病因上极力否定“六淫”和“非时之气”致疫的传统观念，提出了“戾气”致疫的新观念，但从其当时流行的疫病初起有憎寒发热，头疼身痛，甚或舌苔白如积粉来看，显然与感受湿热秽浊之邪不无关系；再则从吴氏所制订的治疫主方达原饮来分析，更是由祛湿清热为主的药物所组成，所以后人将吴氏当时所述的温疫病，归于“湿热疫”的范畴，这是不无道理的。清代医家张石顽尝谓：“时疫之邪，皆从湿土郁蒸而发。”林珮琴《类证治裁》亦有同样论述：“疠邪之来，皆从湿土郁蒸而发，触之成病，其后更相传染。”均明确指出了湿热与疫病发病的密切关系，可谓言简意赅，切中肯綮。叶天士《医效秘传》结合运气学说，对湿热引起疫病更有重要发挥，并制定了治疗湿热疫的经世名方甘露消毒丹（又名普济解疫丹），其曰：“时毒疠气，必应司天，癸丑太阴湿土气化运行，后天太阳寒水，湿寒合德，夹中运之火流行，气交阳光不治，疫气乃行，故凡人之脾胃虚者，乃应其疠气，邪从口鼻皮毛而入。病从湿化者，发热，目黄，胸满，丹疹，泄泻，当察其舌色，或淡白，或舌心干焦着，湿邪犹在气分，用甘露消毒丹治之”。据文献记载，雍正癸丑疫气流行，抚吴使者嘱先生（叶天士）制此方，全活甚众，人比之普济消毒饮。后世用其方治疗瘟黄、疟疾、痢疾、霍乱等病，颇有效验。薛生白、吴鞠通、王孟英等温病学派诸大家，对湿热所致的温病（含温疫）亦有不少阐发，如薛氏《湿热条辨》对湿热病的证治堪称条分缕析，颇切实用；吴氏《温病条辨》制订了治疗湿温的三仁汤、加减正气散、黄芩滑石汤、茯苓皮汤等名方，流芳后世；尤其是王氏《随息居重订霍乱论》不仅在霍乱病因上提出“臭毒”（实指湿热秽毒之邪）的新观点，而且创制了清热祛湿，辟秽解毒的连朴饮、黄芩定乱汤、燃照汤、蚕矢汤等治疗本病，获效多多。此外，在疫病预防上，古人也十分重视清热祛湿，辟秽解毒之法，如《济阳纲目》载：“凡疫病初起之时，用藿香正气散煎一大锅，每人服一碗，以防未然。”刘草窗亦谓之曰：“未病之人三五日一服，却疫捷法。”凡此，均为“湿热致疫”的观点提供了理论和实践依据，影响深远。

联系现代临床实际，由湿热引起的急性传染病，可涉及流行性感冒、病毒性肝炎、流行性乙型脑炎、流行性出血热、钩端螺旋体病、细菌性痢疾、伤寒、疟疾、带状疱疹等多个病种。以流行性感冒为例，其中以恶心、呕吐、泄泻等胃肠道症状为主者，多与感受湿热有关，常以宣化湿热而取效。如毛氏自拟“湿感汤”治疗南方地区感冒（含流感）136例，其组方为藿香10克，防风6～10克，厚朴6～10克，法半夏10克，茯苓15克，薏苡仁20克，杏仁10克，桔梗6～10克，白蔻仁6克，淡竹叶10克。治疗结果痊愈133例，无效3例。认为南方地处沿海，气候炎热，易致热蒸湿动，故感冒易夹湿邪（《江西中医药》1995年第4期37–38页）。盖湿感汤是以藿朴夏苓汤与三仁汤化裁而成，能宣上、畅中、渗下，使湿邪得祛，热邪得清而病自愈。我院已故名医潘澄濂研究员治疗“胃肠型”流感，一般采用芳香化湿法，药用藿香叶、苡仁、半夏、茯苓、佩兰、豆卷、黑山栀等常获良效；对于五六月梅雨季节的流行性感冒，症见中等度发热，肢体倦怠，胸腹痞闷，舌苔白腻或微黄而腻，脉濡细，潘老仿达原饮化裁，药用厚朴、槟榔、藿香、黄芩、知母等随证加减，不三四日即可使热解病却。又如流行性乙型脑炎，中医认为其病因多系感受暑湿疫毒之邪。盖夏秋季节，天暑地湿，湿热蒸腾，人在气交之中，体怯者着而为病。小儿由于气血未充，脏腑娇嫩，故发病率较高。已故名医蒲辅周针对本病常暑热夹湿为患，提出了“通阳利湿法”作为治疗本病的重要方法，临床上对辨证为湿热并盛者选用杏仁滑石汤、加减正气散出入；热胜于湿者选用三石汤；湿胜于热者选用三仁汤、薏苡竹叶散加减。笔者曾于20世纪60年代参加“乙脑”的临床研究，深感湿热与本病的发病有很大关系，课题组制订了“渗湿汤”（藿香、郁金各6克，石菖蒲、青蒿各3克）与白虎汤、清营汤等方随证加减，收到了满意的效果。再如流行性出血热，其发病有地域性，多发生于低洼潮湿，杂草丛生，水位较高，雨量充沛的地带，显然湿热疫毒是其重要的致病因子。靳氏等用清热解毒祛湿法治疗本病80例，分毒邪在气营和毒热夹湿两型，前者采用清热解毒，凉血活血，佐以利湿，方用清热解毒汤（板蓝根50克，金银花30克，生石膏60可，知母15克，生大黄6克，丹参30克，生甘草10克，玄参30克，白茅根60克），日服1～2剂；后者治以清热化湿，解毒活血，方用甘露消毒丹加板蓝根、丹参。治疗结果：78例痊愈（占97.5%），2例死亡（占2.5%），平均住院15天（《辽宁中医杂志》1984年第4期26–27页）。举凡这些，充分说明湿热在疫病发病学上的重要地位以及清热祛湿解毒等法在疫病治疗上的重要价值。

尤值得一提的是，对近年出现的传染性非典型肺炎（SARS）、人禽流感疫情，根据其临床表现，不少医家认为其发病与湿热密切相关。如邓铁涛氏以广东省中医院对112例SARS患者的临床观察和初步总结为依据，认为本病是由戾气、湿、瘀、毒、虚所致，病机以湿热蕴毒，阻遏中上二焦，并易耗气夹瘀，甚则内闭喘脱为特点，系春温病伏湿之证，属于湿热疫病的范畴（《新中医》2003年第6期3–5页）。孙氏综述了有关文献，认为SARS应分期论治，临床可分早期、中期、极期和恢复期，而湿热阻遏、湿热蕴毒、湿热壅肺，湿毒未尽分别是各期的重要病机之一，可见湿热之邪，在病程中一以贯之；在治疗上可随证选用三仁汤、甘露消毒丹、蒿芩清胆汤、李氏清暑益气汤等方（《解放军药学学报》2004年第2期158–160页）。中医对人禽流感的病因，认为其与湿热也有一定关系。卫生部出台的《人禽流感诊疗方案》（2005版修订版）将清热祛湿类方药作为本病的治疗方法之一，可随证选用藿香正气丸（或胶囊）、葛根芩连微丸等。

最后须强调指出的是，既往在新药研制开发上，对治疗湿热病证一类方药虽取得了一定的成绩，但还远远不够，诸如达原饮、三仁汤、藿朴夏苓汤、甘露消毒丹、茯苓皮汤等传世名方，尚有待进一步研制开发（包括剂型改革），这无疑是防治疫病上的重要举措，也是发挥中医药特色和优势的重要内容，应该引起医药界的高度关注和重视。

（盛增秀）

主要引用书目

伤寒九十论［宋］许叔微 中国医学大成 中国中医药出版社 1997年8月第1版

儒门事亲［金］张从正 中国医学大成 中国中医药出版社 1997年8月第1版

脾胃论［金］李杲 清·光绪上海文盛书局石印本

卫生宝鉴［元］罗天益 1959年商务印书局

外科发挥［明］薛己 《薛氏医按二十四种》明刻本

校注妇人良方［明］薛己 《薛氏医按二十四种》明刻本

名医类案［明］江瓘 清·乾隆三十五年庚寅（1770）新安鲍氏知不足斋刻本

孙文垣医案［明］孙一奎 中国医学大成 中国中医药出版社 1997年8月第1版

（评选）静香楼医案［清］尤怡撰 柳宝诒评 《柳选四家医案》清·光绪三十年甲辰（1904）惜余小舍刻本

薛案辨疏［明］薛己撰［清］钱临疏 国医百家本

临证指南医案［清］叶桂撰 华岫云编 徐大椿评 清·道光二十四年甲辰（1884）苏州经鉏堂朱墨刻本

叶氏医案存真［清］叶桂撰 叶万青编 清·道光十六年丙申（1836）叶氏家刻本

叶天士晚年方案真本［清］叶桂撰 徐大椿评 清·光绪十五年己丑（1889）苏城六润斋刻本介石堂藏板

续名医类案［清］魏之琇 1957年人民卫生出版社据信述堂藏

版影印本

扫叶庄一瓢老人医案［清］薛雪 珍本医书集成本 中国中医药出版社1999年1月第1版

种福堂公选医案［清］叶桂 清·道光九年己丑（1829）《续刻临证指南医案》本

南雅堂医案［清］陈念祖 民国九年上海群学书社石印本

簳山草堂医案［清］何元长 何氏后人抄本

吴门治验录［清］顾金寿 清·道光五年乙酉（1825）青霞斋吴学圃刻本澄怀堂藏版

王旭高临证医案［清］王泰林 珍本医书集成 中国中医药出版社1999年1月第1版

吴鞠通医案［清］吴瑭 中国医学大成 中国中医药出版社1997年8月第1版

类证治裁［清］林珮琴 清·咸丰十年庚申（1860）丹阳文星堂刻本

千里医案［清］张千里 三三医书 中国中医药出版社1999年1月第1版

王氏医案续编［清］王士雄撰 张鸿辑 1918年集古阁石印本

王氏医案三编［清］王士雄撰 徐然石编 1918年集古阁石印本

评琴书屋医略［清］潘名熊 三三医书 中国中医药出版社1999年1月第1版

费伯雄医案［清］费伯雄 1916年上海萃英书局

凌临灵方［清］凌晓五 三三医书 中国中医药出版社1999年1月第1版

时病论［清］雷丰 人民卫生出版社1972年据清光绪10年甲申（1884）雷氏慎修堂刻本排印本

一得集［清］心禅 珍本医书集成 中国中医药出版社1999年1月第1版

张聿青医案［清］张乃修　上海科学技术出版社据1918年江阴吴氏铅印重印本

柳宝诒医案［清］柳宝诒　人民卫生出版社1964年版

余听鸿医案［清］余景和　海虞寄舫铅印本

医验随笔［清］沈祖复　三三医书　中国中医药出版社1999年1月第1版

邵兰荪医案［清］邵兰荪　中国医学大成　中国中医药出版社1997年8月第1版

萧评郭敬三医案［清］郭敬三撰　萧尚之编　1944年泸县嘉明镇正光石印局本

曹沧洲医案［清］曹沧洲　柳氏藏本（抄本）

邵氏医案［清］邵兰生　珍本医书集成　中国中医药出版社1999年1月第1版

沈氏医案［清］沈鲁珍　珍本医书集成　中国中医药出版社1999年1月第1版

醉花窗医案［清］王堉　山西科学技术出版社1985年版

孟河费绳甫先生医案［清］　费承祖　市三南本

丛桂草堂医案［清］袁桂生　珍本医书集成　中国中医药出版社1999年1月第1版

近代名医学术经验选编·金子久专辑　人民卫生出版社1982年2月第1版

近代名医学术经验选编·陈良夫专辑　人民卫生出版社1982年10月第1版

阮氏医案［清］阮怀清　民国十年抄本